Kristine Alex

MEIN KÖRPER
ERINNERT SICH

Impressum

Mein Körper erinnert sich
© **Verlagshaus Alex,** Gollenshausen, 2016

3. Auflage
Innengestaltung: Bookworm Buchproduktion, Eichenau
Druck: winterwork, Borsdorf
Coverfoto und Coverlayout: Regine Richter
Abbildung S. 30: Benjaminet/www.fotolia.com
Cartoon S. 190: Karl-Heinz Brecheis

ISBN 978-3-942840-00-2

Kristine Alex

MEIN KÖRPER ERINNERT SICH

Symptomaufstellungen lassen
Gefühle sprechen

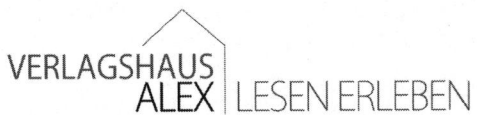

VERLAGSHAUS
ALEX | LESEN ERLEBEN

INHALT

DANK

Mein herzlicher Dank gilt allen Teilnehmern, die ihre persönlichen Themen in meine Seminare mitgebracht haben und deren Suchen und Erfahren neuer, individueller Lösungswege das Buch inspiriert und bereichert hat. Sie geben nun dem Leser Mut und wertvolle Anregung, eigene neue Wege zu gehen.

Für das intensive Durcharbeiten und Lesen der Rohfassung und die eingebrachten wertvollen Anregungen möchte ich mich insbesondere herzlich bei Christine Frey und Sabine von der Ahe bedanken, sowie bei Karl Hörmann und Sylvia Grunwald für einen prüfenden Blick auf Text und klare Struktur.

Allen Lehrern und weiteren Impulsgebern, die mir den Zugang zur Aufstellungsmethode gezeigt und zur Reaktivierung von altem Wissen verholfen haben, möchte ich herzlich danken.

Eine besondere Freude ist es mir, dass zeitgleich mit der Fertigstellung meines dritten Buches mein Seminarhaus gebaut wurde. Es wurde 2010 mit viel Leichtigkeit und in erstaunlich kurzer Zeit fertiggestellt. Mein Dank gilt allen, die daran positiv mitgewirkt haben – insbesondere meinem Mann, der beim Innenausbau mit viel Liebe zum Detail und handwerklichem Geschick selbst Hand anlegte.
Seit Herbst 2010 finden darin meine Seminare am Chiemsee statt. Die Räume strahlen viel Ruhe, Kraft und Klarheit aus. Eine heilsame Erdung und eine angemessene Verbindung nach oben, die eine authentische und intensive Bewusstseinsarbeit ermöglichen, sind präsent.

VORWORT

Körperlich gesund zu sein und es zu bleiben ist jedem Menschen sehr wichtig. Geistig fit zu sein, erfüllt zu arbeiten, Fähigkeiten und Lebensträume verwirklichen können, ein großer Wunsch von vielen.

Nun erlebt jeder in seinem Leben Phasen, in denen sich der eigene Körper besonders meldet und unterschiedlichste Gefühle und Verhaltensweisen Stress erzeugen. Beim einen ist dies selten der Fall, beim anderen häufiger, bei manchem sogar chronisch. In extremen Fällen gilt es sogar, in lebensbedrohlichen Situationen umzudenken. Jeder sucht dafür auf seine Weise Unterstützung, z. B. durch Schul- oder Alternativmedizin und vollzieht auf seine Weise die dazugehörigen Lernschritte.

Immer mehr Menschen machen die Erfahrung, dass sie bei ihren körperlichen, chronischen Leiden oder immer wieder aufflackernden Körpersymptomen mit schulmedizinischen oder auch alternativen Heilmethoden alleine nicht geheilt werden. Beschwerden können verringert, Symptome unterdrückt werden. Oft zeigen sie sich jedoch in anderer Form oder mit Zeitabstand wieder.

Sie erkennen: Für eine nachhaltige Gesundung ist das Wissen um die seelischen Hintergründe einer Erkrankung und das Durchschreiten eines Wandlungsprozesses wichtig. Besonders bei Kindern ist immer wieder zu beobachten, dass die Genesungsphasen einer Kinderkrankheit wertvolle Reifungs- und Wachstumsschritte beinhalten.

Im Prinzip trägt jeder Mensch jegliches Wissen über das, was ihm gut tut, in sich. In früheren Zeiten wurde damit häufig bewusster umgegangen. Heutzutage sind sehr viele Menschen auf die Benutzung ihres Verstandes trainiert. Generell wichtig jedoch ist bei Entscheidungen, insbesondere die Heilung unterstützende Maßnahmen, die eigene Intuition einzubeziehen und im Einklang mit Kopf, Herz und Verstand zu handeln.

Immer mehr Menschen bemerken dies und sind bereit, sich selbst bewusst wahrzunehmen, zu erspüren und schlummernde Fähigkeiten zu reaktivieren.

Systemische Aufstellungen unterstützen auf achtsame und respektvolle Weise eigene Bewusstwerdungsprozesse.

Mein Anliegen ist, mit diesem Buch den Menschen anhand vieler Beispiele aus der Aufstellungspraxis, nahezubringen, welche ungelösten Konflikte sich hinter einer Vielfalt von Körpersymptomen verbergen können. Immer wieder zeigt sich dabei: Jeder Gesundungsprozess benötigt einen **individuellen Lösungs- und Erkenntnisweg.**

Der erste Schritt ist jeweils, das verursachende Thema des Körpersymptoms zu erkennen. Dies zeigt sich normalerweise zu Beginn einer Aufstellung. Im darauf folgenden Prozess werden Wandlungsschritte eingeleitet. Der Klient verfolgt dabei den Ablauf des Lösungsweges. Wichtig für jede Etappe ist ‚das ehrliche Erkennen und Benennen von dem, was wirklich ist.'

Notwendige Lernschritte können sein:
- ✓ übernommene Lasten zurückzugeben und Lebensmuster von Vorfahren nicht mehr unbewusst zu übernehmen
- ✓ eigene Spielmuster im Leben wie: ‚Opfer sein, über den Dingen stehen, sich belustigen über andere, nicht hinschauen wollen, Schuldzuweisungen, andere abwerten, um sich selbst aufzuwerten, Machtspiele spielen ...' zu erkennen
- ✓ assoziatives Folgeverhalten von traumatischen Erlebnissen aufzulösen; ausgeschlossenen eigenen Gefühlsanteilen ihren richtigen Platz zu geben (z. B. Dunkelheit muss nicht automatisch die Gefühle Angst oder Panik hervorrufen)
- ✓ Überlagerungen von Gefühlsebenen aufzulösen, d. h. anstatt Wut wieder Trauer empfinden, anstatt Hass einen Verlustschmerz spüren ...
- ✓ karmische Ursachen und Verstrickungen zu erkennen
- ✓ sich von Fremdenergien zu lösen
- ✓ Ortsresonanzen zu klären

Körperlich gesund zu sein, es zu werden oder zu bleiben, steht eng in Verbindung mit einer eigenen kompletten **Gefühlswelt**, d. h. es ist optimal, wenn in jeder Lebenssituation die dazu passende Emotion empfunden und zugelassen werden kann. Gefühle, die aufgrund traumatischer Erlebnisse abgespaltenen wurden, wollen wieder angemessen wahrgenommen und integriert werden.

Oft brauchen gar nicht mehr alle alten Verstrickungen aufgelöst werden. Es genügt die Entscheidung: »Ich lasse das Alte und schlage einen neuen Weg ein.«

Das **Schlussbild** einer Aufstellung vermittelt dem Klienten, wie es sich anfühlt und was sich ändert in seinem Leben, wenn er die vorgeschlagenen Veränderungsschritte geht. Er selbst entscheidet sich dann dafür oder dagegen.

Bei Körpersymptomaufstellungen ist ein besonderes **Vertrauen** des Klienten erforderlich, Veränderungsprozesse zuzulassen, **Mut**, in Ruhe Stress verursachende Gefühle bewusst zu spüren, sie zu hinterfragen und ‚neu zu sortieren'. Manchmal lähmt die Angst ‚ins Nichts' zu fallen, wenn das Körpersymptom, z. B. die Migräne, die seit 20 Jahren ein vertrauter Begleiter ist, plötzlich nicht mehr die Gedanken- und Gefühlswelt beherrscht. Oder: Der Gewinn durch das ‚Kranksein', z. B.: »Wenn ich krank bin, bekomme ich Aufmerksamkeit, werde ich umsorgt ...« muss erst bewusst verabschiedet werden. Manchmal ist das Staunen groß, wie einfach es wiederum ist, einen schon lange störenden ‚Stressfaktor' zu verabschieden. Oft werden dabei ungeahnte, bisher nicht wahrgenommene Ressourcen entdeckt, die es ermöglichen – oft auf ganz einfache Weise – das Leben anders zu gestalten.

Je größer der **Leidensdruck** zu Beginn einer Prozessarbeit ist, desto größer ist oft die Bereitschaft, etwas zu ändern und Neues auszuprobieren.

Eine **Motivation** für den Klienten, den ersten Schritt zu gehen, ist oft das Erkennen, wieviel Neues dadurch im eigenen Leben möglich ist und wie unerwartet gut es sich anfühlt.

Manchmal kommen Kommentare von aufgestellten Stellvertretern oder vom Klienten selbst, wenn eine Bewegung stattgefunden hat, wie: »So schlimm war es gar nicht, wenn ich schon früher gewusst hätte, wie einfach es geht, ich habe mir das viel schwieriger vorgestellt.«

Sobald das Ausmaß des **eigenen Handlungsspielraums**, der **eigenen Macht** im positiven Sinne erkannt ist, ergibt sich viel Freiheit und Freiraum, das Leben neu zu gestalten.

Im Gesundheitsbereich ist sehr häufig zu beobachten, dass die **Verantwortung** für das Gesundwerden abgegeben wird.

Aufstellungen vermitteln dem Einzelnen, was er selbst dazu beitragen kann, gesund zu sein, es zu werden und es zu bleiben. Er erkennt in ihm schlummerndes, altes Wissen und findet das Vertrauen, wie er aus eigener Kraft gut für sich sorgen kann.

Wesentlich dabei ist, die Verantwortung und Fürsorge für sich, den eigenen Anteil an krankheitsverursachenden Mustern zu erkennen, zu übernehmen, in Demut anzunehmen und bereit zu sein, sich zu ändern.

Forschungsergebnisse aus der **Epigenetik** (Bewusstseinsmedizin) weisen nach, dass sich über Bewusstseinsveränderung die Zellstruktur bis hin zur DNA verändert. Dies ist auch bei der Aufstellungsarbeit zu beobachten. Immer wieder gibt es Beispiele, wie schnell ein Körper reagieren kann: Kopfschmerzen verschwinden noch während der Aufstellung, chronische Rückenschmerzen sind nicht mehr da, plötzlich setzt die Menstruation wieder ein, die lange ausgeblieben war ...

Der im Juni 2009 angelaufene Film des Hirnforschers und Nobelpreisträgers Eric Kandel ‚Dem Gedächtnis auf der Spur' zeigt auf sehr lebendige Weise, wie Erinnerungen aus der Kindheit mit bestimmten Gefühlen verbunden sind und wie es jemandem gelingt, leidvolle Erfahrungen in positive Energie umzuwandeln.

Immer wieder staune ich während der Aufstellungsprozesse über sich zeigende Zusammenhänge und die positiven Auswirkungen, die Bewusstseinsarbeit auf den Körper und die Lebenssituationen von Klienten hat. Ich bin sehr gespannt darauf, welche weiteren systemischen Zusammenhänge noch zu entdecken sind.

Ich wünsche jedem Leser der folgenden ausgewählten Beispiele viele Impulse und Erkenntnisse zu den ‚Körperbotschaften und den dazugehörigen Lösungsschritten' für die Gestaltung eines eigenen, ‚gesunden' Lebensweges.

METHODE DER AUFSTELLUNGSARBEIT

Ursprung der Methode

Aufstellungen haben ihren Ursprung im familientherapeutischen Bereich und werden heute in Coachings und Therapie überall dort eingesetzt, wo es darum geht, systemische[1] Verstrickungen ‚sichtbar' zu machen und ggf. zu entkoppeln und aufzulösen. Mittlerweile werden Aufstellungen in unterschiedlichen Bereichen eingesetzt.

Aufstellungsformen

Familienaufstellungen

werden seit ca. 30 Jahren für familiäre Themen eingesetzt. Es werden z. B. Konflikte und systemische Verstrickungen in Familien mit Vorfahren geklärt. Steht jeder am richtigen Platz, beruhigt sich ein System oft überraschend schnell.

Organisationsaufstellungen

Seit ca. 15 Jahren werden auch berufliche Themen mit Hilfe von Aufstellungen bearbeitet. Die Methode wird vermehrt eingesetzt, um Konflikte am Arbeitsplatz zu klären. Zu beachten ist hier, dass Themen aus der Berufs- und Arbeitswelt sehr oft weitaus komplexer angelegt sind, als Themen aus dem familiären Bereich, da hier die individuelle Ebene, sowie die Gruppen- und Organisationsebene zusam-

---

[1] Systemisch: Wenn es um Zusammenhänge in einem System geht. (Ändert sich ein Systemelement, reagieren automatisch die anderen Systemteilchen darauf.)

mentreffen. ‚Sichtbar' ist zunächst jedoch nur das, was gerade am Arbeitsplatz passiert. Doch die individuelle Ebene wird im Hintergrund oft entscheidend durch die familiären Themen beeinflusst.

Häufige wiederkehrende Themen sind hier z. B.:

Glaubenssätze

Häufig ist zu beobachten, dass Nachkommen sehr oft noch nach alten Glaubenssätzen leben, die von Vorfahren geprägt wurden und in den Familien noch sehr präsent sind. Sie beinhalten die etwas »zwanghafte« Vorstellung: »Wenn ich A mache, passiert automatisch B« oder »wenn ich C vermeide, passiert D nicht«. Verbreitete Glaubensmuster sind zum Beispiel: »Nur wenn ich schwer schufte, bekomme ich was« oder »Mir nimmt ja doch jemand alles wieder weg.«

Der Platz im System

Gerade junge Erwachsene suchen und gestalten sich gerne genau den Platz, den sie auch in ihrem Urspungsfamiliensystem eingenommen haben:
Eine junge Krankenschwester wechselte innerhalb kürzester Zeit ständig ihren Arbeitsplatz, an dem sie dann aber jedesmal wieder eine Außenseiterrolle einnahm. Erst die Aufstellung der Familienebene zeigte, dass die junge Frau in ihrem Ursprungssystem auch eine Außenseiterin war und systemisch mit einer ausgeschlossenen Vorfahrin verbunden war. Nachdem diese Dynamik geklärt war, konnte sie ihren eigentlichen Platz wieder einnehmen.

Schuldübertragungen und Spielmuster

Manche Menschen wechseln oft den Arbeitsplatz und jammern: »Ich werde schlecht behandelt, die anderen mobben mich ...« Meist ist die Bereitschaft, die eigene Verantwortung für erlebte Konflikte zu übernehmen erst einmal nicht vorhanden und ‚das Spiel': »Die anderen sind Schuld, dass es mir schlecht geht« wird gespielt.

16

Symptomaufstellungen

Erst in jüngerer Zeit werden auch körperliche und seelische Symptome mit Hilfe von Aufstellungen bearbeitet. Die jeweiligen dazugehörigen Hintergründe können durch Aufstellungen häufig innerhalb kürzester Zeit identifiziert und geklärt und die entscheidenden Lösungswege beschritten werden.

Themenbereiche sind häufig:

Körpersymptome
z. B.: Warum leidet jemand an Migräne und welche Lösungswege gibt es, um wieder frei von Kopfschmerzen zu sein.

Auffällige oder zwanghafte Verhaltensweisen
z. B.: Nägelkauen, ständiger Waschzwang usw.

Gefühlszustände
z. B.: Angst in bestimmten Situationen, diffuse Schmerzen, punktuelle Symptome (»Ich muss mich immer kratzten, wenn ..., meine Haut juckt mich immer, wenn ... usw.«)

In welchem Setting finden Aufstellungen statt?

Gruppen

Am effektivsten ist die Arbeit, wenn in der Gruppe gearbeitet wird. Hier ist es möglich, dass unbeteiligte Gruppenteilnehmer, die gar nichts über den Klienten wissen müssen – nicht mal die Fragestellung – sich in die einzelnen Rollen begeben, die für die Lösungsentwicklung notwendig sind. Man nennt dies auch repräsentierende oder stellvertretende Wahrnehmung.

Einzelarbeit

In der Einzelarbeit nimmt der Klient die einzelnen Positionen seiner Fragestellung selbst wahr. Er kann sich entweder z. B. auf dafür von ihm ausgelegte Blätter stellen, oder es wird mit Figuren gearbeitet.

Fernaufstellung

Auf Anfragen von Klienten, die gerade nicht in der Lage sind, an einer Aufstellung selbst teilzunehmen, kann ein Lösungsauftrag aufgestellt werden, ohne dass der Klient selbst dabei ist. Wichtig ist dabei eine klare Auftragserteilung.

Oft wurde mir berichtet, dass während oder nach der erfolgten Arbeit, sich bei dem Klienten ‚der Nebel lichtete', er sich plötzlich wieder in seiner Kraft befand oder bei Kindern ein anderes Verhalten wahrzunehmen war.

Nacharbeit

Immer wieder taucht die Frage auf, ob nach der Aufstellung eine ‚Begleitung' notwendig ist. Im Normalfall klärt sich ein Thema während einer Aufstellung auf.

Manche Themen sind mehrschichtig, oder es tauchen während der Aufstellung neue Themen auf, die bearbeitet werden wollen/sollten. In solchen Fällen empfiehlt es sich, diese zu klären, sobald Impuls und Klärungswunsch ernsthaft verspürt werden und es nach einer Lösung drängt.

Verdecktes Arbeiten

Es ist auch möglich, eine Aufstellung zu machen, ohne dass die Stellvertreter wissen, worum es geht. Das Vorgespräch findet zwischen dem Klienten und dem Aufstellungsleiter unter vier Augen statt. Manchmal wünschen dies Klienten, wenn es z. B. um schambesetzte Themen geht. Vorteil ist, dass die Stellvertreter absolut unvoreingenommen das Thema erspüren können. Es besteht nicht die Gefahr, die vorher ‚erzählte Geschichte' im Kopf zu haben. Manchmal melden die Stellvertreter zurück: »Mir ist es sogar lieber, gar nicht zu wissen, um was es geht.«

Aufstellungsablauf (Kurzform)

Auftragsklärung

Der Klient beschreibt sein Anliegen bzw. seinen Lösungswunsch
Notwendige Informationen werden ausgetauscht
Das Hauptanliegen wird formuliert
Die benötigten Positionen für die Aufstellung werden festgelegt

Die Aufstellung des Ist-Zustandes (Status quo)

Der Klient wählt die Stellvertreter für die einzelnen Positionen aus
Er berührt sie kurz und setzt sich
Die Stellvertreter suchen sich ihren Platz im Aufstellungsfeld
Der Klient beobachtet den Ablauf von außen
Die Stellvertreter beschreiben ihre aktuellen körperlichen Wahr-
nehmungen und gefühlsmäßigen Empfindungen

Wandlungsschritte

Die Stellvertreter nehmen neue Plätze ein
Klärende Dialoge, (Rückgabe-)rituale finden statt
Fehlende Positionen werden ergänzt

Lösungsbild

Der Klient nimmt das Lösungsbild entweder von außen wahr oder
stellt sich selbst an den Platz seines Stellvertreters ins Lösungsbild

Aufstellungsablauf

Das Anliegen

In einem kurzen Vorgespräch klärt der Klient seine Fragestellung bzw. seinen Problemlösungswunsch mit dem Aufstellungsleiter. Oft reicht eine Frage wie: »Ich will das klären, was zu klären ist, damit ich schmerzfrei bin.« Manchmal kann dies der Klient sehr klar benennen und formulieren und es kann sofort mit der Aufstellungsarbeit gestartet werden.

- Was ist das Ziel der Aufstellung?
- Was soll gelöst werden?

Wieviel Information ist notwendig?

Weitere Fakten, z. B. zur Historie eines Themas oder zur Familienstruktur, werden im Vorfeld nur abgefragt, wenn es wichtig erscheint. Zuviel Information, zu lange Gespräche können unnötig verwirren bzw. die Zuschauer beeinflussen. Je weniger Informationen die Stellvertreter haben, desto unvoreingenommener können sie sich oft aufs Spüren einlassen.

Ist weiteres Detailwissen sinnvoll, wird der Klient während der Aufstellung kurz nach Fakten befragt. Wenn es wichtig ist, reagiert das aufgestellte System sofort – noch während der zuschauende Klient aufzählt – darauf.

Manchmal wirken Klienten in Bezug auf ihr aktuelles Thema sehr unklar, verwirrt oder beschreiben ihren Zustand in der Form »Ich stehe gerade im Nebel«. Dann ist es hilfreich, wenn sie Formulierungen für einen Arbeitsauftrag vorgeschlagen bekommen. Manchmal hilft es auch *die Klarheit* oder *den Nebel* aufzustellen. Oft wird das Feld dadurch sofort klar. Typische Reaktionen der Stellvertreter sind z. B.: »Jetzt sehe ich klar.«

Generell gilt: **Je klarer die Frage an die Aufstellung formuliert wird, desto klarer die Antwort der Aufstellung.**

Sobald die Fragestellung formuliert ist und der Arbeitsauftrag (am besten prägnant in einem Satz) formuliert werden kann, beginnt die Prozessarbeit in Form einer Aufstellung.

Die Auswahl der Stellvertreter

Der Aufstellungsleiter benennt die für die Fragestellung benötigten Positionen. Aus der anwesenden Gruppe sucht sich der Klient Stellvertreter für die einzelnen Rollen in der anwesenden Gruppe aus. Dabei gilt: Jeder kann jede Rolle einnehmen.

Die Stellvertreter müssen nicht unbedingt wissen, wen oder was sie darstellen oder um was es geht. Manchmal ist sogar verdecktes Arbeiten ohne Information bei delikaten Fragestellungen sehr entlastend. Der Klient klärt die Fragestellung mit der Aufstellungsleitung und die Stellvertreter wissen dadurch nicht, um was es geht. So ist es möglich, ohne Beeinflussung des Kopfes/Verstandes zu arbeiten. Oft wird zurückgemeldet: »Ich fand es entlastend, dass ich vorher nicht wusste, um was es ging. So konnte ich mich voll auf meine Wahrnehmung konzentrieren.«

Intuitiv wird meist der am Besten geeignete Gruppenteilnehmer ausgewählt. Oft berichten die Stellvertreter auch im Nachhinein, dass sie zu diesem Zeitpunkt für sich selbst wichtige Lernerfahrungen in der repräsentierten Rolle machen konnten.

Die Stellvertreter suchen ihren Platz

Der Klient berührt die ausgewählten Stellvertreter kurz von hinten an der Schulter. Nun folgen die Stellvertreter intuitiv ihrem Impuls und suchen sich im Raum den für sie passenden Platz. Der Klient setzt sich und schaut von außen zu. Von nun an ist er Beobachter des ablaufenden Prozesses. Die Stellvertreter ‚schlüpfen‘ in die Gefühlswelt des Klienten. Man spricht auch von ‚stellvertretender Wahrnehmung‘ im unbewussten oder phänomenologischen Feld.

Das erste Aufstellungsbild

Haben alle Stellvertreter ihren Platz im aufgestellten System gefunden, wird jeder von der Aufstellungsleitung nach seinem aktuellen Befinden befragt. Antworten sind dann z. B., »Mir ist schwer«, »Mir ist leicht«, »Ich spüre nichts«, »Ich schaue gerade aus dem Fenster«, »Meine linke Schulter tut mir weh ...«

Das so gefundene erste Aufstellungsbild spiegelt dem Klienten üblicherweise den Status quo seiner aktuellen Situation.

Die Lösungsschritte

Wandlungsschritte in Richtung Lösung werden durch unterschiedliche Maßnahmen eingeleitet.

Zum einen ist es wichtig, dass jeder Stellvertreter das in Worten ausdrückt, was er gerade ehrlich empfindet. Ist es schwierig für ihn, werden die betreffenden Sätze vom Aufstellungsleiter, der das Feld sehr sensitiv erfasst, vorgeschlagen.

Manchmal bewirken räumliche Veränderungen – ein oder mehrere Stellvertreter suchen sich einen neuen Platz im Raum – wichtige Änderungsimpulse.

Manchmal ist es hilfreich, Rituale einzusetzen, z. B. ‚übernommene Lasten' werden zurückgegeben oder ‚Verantwortlichkeiten' werden symbolisch mit Gegenständen geklärt.

- Verbale, visuelle, gestische Interaktionen
- Stellung im Raum
- Rituale

Das Lösungsbild

Sind die notwendigen Prozessschritte durchlaufen und geht es den Stellvertretern in ihren Positionen gut, ist man beim sogenannten Lösungsbild angelangt.

Der Klient beobachtet dieses entweder von außen oder stellt sich selbst an den Platz seines Stellvertreters.

Manchmal werden Teillösungsetappen zum entsprechenden Thema erarbeitet. Meist kann das Thema komplett aufgelöst werden.

Es zeigt sich sozusagen, wie viel Vorarbeit der Klient schon in Bezug auf das zu lösende Thema geleistet hat. Außerdem spielen der Wille und die seelische Bereitschaft des Klienten, etwas zu ändern, eine tragende Rolle.

Widerstände gegenüber Lösungen

Manchmal gibt es Widerstände gegenüber Heilungsprozessen, so z. B.

- Nicht glauben können und wollen
- Widerstand gegenüber Lösungsschritten
- Unkonzentriertheit beim Wahrnehmen
- Ich-Bezogenheit
- Zweifelsucht (Kann das so stimmen? ...)
- Selbstquälerei
- Negative Glaubenssätze
- Ungeduld
- Angst und Furcht

Geht es um Krankheiten, ist natürlich auch der Krankheitsgewinn (z. B.: »Ich bekomme über meine Krankheit Zuwendung, Aufmerksamkeit; kann mich aus dem Alltagsgeschehen ausklinken ...«) zu berücksichtigen, der wegfällt, sobald man gesund ist.

Die Wirkung

Die körperliche Wirkung einer Aufstellung kann sofort während der Aufstellung spürbar werden, so sind z. B. die Schulterschmerzen des Klienten verschwunden, seit fünf Jahren ausgebliebenen Menstruationsblutungen setzten bei einer Klientin beim Zuschauen wieder ein, Kopfweh verschwindet, der Kloß im Magen ist weg.
Manchmal benötigen die notwendigen Lösungsschritte Zeit, bis sie integriert werden. Unter Umständen sind weitere Bewusstseinsschritte notwendig bis zur endgültigen Auflösung eines Themas. So berichtete eine Klientin, dass ihre Blasenentzündung nach einer ersten Aufstellung erst mal weg war. Sie flackerte nochmal auf, worauf sie das noch zu klärende Thema in einer weiteren Aufstellung bearbeite. Danach hatte sie keine Blasenentzündung mehr.

Das Anfangsbild und die Prozessschritte können vom Klienten wieder vergessen werden. Es gilt: Man muss den Hausstaub nicht analysieren, um ein Haus zu reinigen.

Wichtig ist das Lösungsbild. Es ist eine Kraftquelle, an die man sich immer erinnern kann.

LÖSUNGSEBENEN

Jedes Symptom hat seine eigene Entstehungsgeschichte. Eine Krankheit kann z. B. zusammenhängen mit:

- Übernommenen Themen, Verhaltensweisen, schwerem Schicksal aus der Ursprungsfamilie
- Der Haltung einer Person zu sich selbst
- Dem Leben nach Glaubenssätzen
- Vorstellungen etc.
- Unerledigtem aus früheren Inkarnationen
- Einer Fremdenergie/Seelenanhaftungen

- Einem unverarbeiteten Trauma
- Dem Nichteinnehmen des eigenen Platzes
- Blockierten Gefühlen
- Der Resonanz auf die Energie eines Ortes
- Einem alten Fluch/Bann
- Starker Verbundenheit mit dem Leid einer Epoche, einer Zeitgeschichte (Krieg, Flucht)

Manchmal sind die Ursachen einer Erkrankung multifaktoriell und es zeigen sich immer wieder neue Themen hinter dem ursprünglichen Thema. In anderen Fällen ist nur ein konkretes Problem zu lösen.

‚Tragen' aus falsch verstandener Liebe

Viele Menschen neigen dazu, Päckchen/schweres Schicksal aus der Ursprungs-familie, vom (Ehe-)partner, zu übernehmen. Diese Haltung gegenüber Vorfahren wurde meist von Generation zu Generation weitergegeben. Der Nachfahre nimmt diese Haltung unbewusst ein und denkt z. B. über die Ahnen: »Ich bin stärker als du, ich regle es für euch, ihr tut mir so leid ... oder ich werde nur geliebt, wenn ich Schweres trage ...«

Manche Personen sind richtige ‚Lastensammler' im Alltag von Geschäftspartnern, Arbeitskollegen, Bekannten. Die Gründe dafür können Vorstellungen sein, wie: »Wenn ich jemandem etwas abnehme, werde ich gemocht, wenn ich eine Last trage, gibt sie mir Halt ...«

Es steht jedoch niemandem zu, sich in fremdes Schicksal einzumischen. Es schwächt sowohl den Tragenden als auch denjenigen, dem etwas abgenommen wurde. Im Außen werden die ‚tragenden' Menschen als anmaßend und unnahbar wahrgenommen.

Im Arbeitsleben wird diese Haltung oft wiederholt, indem z. B. ein Angestellter meint, seinem Chef viel abnehmen zu müssen, um Anerkennung zu bekommen – in Wirklichkeit erntet er Widerstand von z. B. Kollegen oder ein Berater übernimmt z. B. immer die Aufgabe, den Chef zu ersetzten.
Wenn jemand zu extremen Sammeln neigt, spricht man auch vom ‚Michelinmännchen'-Effekt. Jemand wirkt viel größer, als er tatsächlich ist.

Das Übernommene hindert daran, den eigenen Weg zu gehen, sowie den eigenen Lebensfluss wahrzunehmen und zu leben.
Eltern können sehr gut für ihre Kinder arbeiten. Meist sind die Kinder Symptomträger für ihre Eltern.
Arbeiten die Eltern, war immer wieder zu beobachten, dass sich die Lösungen über die Eltern umgehend auf das eigene Kind übertragen. Klärt eine Mutter z. B. das Schlafproblem ihres Kindes systemisch, schläft es noch in der gleichen Nacht durch.

Glaubenssätze

Körperliche und seelische Erkrankungen können durch fest verankerte Glaubenssätze entstehen, z. B.: »Nur wenn ich schwer schufte, habe ich Erfolg.« oder »Wenn ich vertraue, bin ich verloren. Das Leben ist bedrohlich ...«
Werden sie bewusst, können sie verabschiedet werden.

Eigene Spiel-/Verhaltensmuster im Leben

Jeder hat sich im Leben ein Verhaltensmuster zugelegt, mit dem er bewusst/unbewusst auftritt, sobald er sich in einer Gruppe befindet.

Es kann

- selbst kreiert worden sein (z. B. durch Erfahrungen aus der Kindheit: »Wenn ich trotzig bin, bekomme ich, was ich will.«)
- von Vorfahren (Eltern, Großeltern, Urgroßeltern ...) übernommen worden sein (z. B. Täter-/Opferspiel, Macht-/Ohnmachtspiel, Schwach/Stark-Spiel, sich naiv stellen/ahnungslos tun, sich niederträchtig verhalten, keine Verantwortung übernehmen ...)

Die Einnahme einer ehrlichen Haltung bewirkt Heilung, z. B.: »Ich übernehme meinen Teil der Verantwortung, ich überlasse dir deinen Teil der Verantwortung; Es stimmt, ich wollte den Schmerz nicht spüren und war lieber wütend; Es war so schlimm, ich wollte nicht spüren.«

Karma

Stellvertreter spüren meist sehr genau, wie lange die Entstehung eines Themas zurück liegt.

Sehr bewährt hat sich, das Alter des Klienten zu erfragen und sich mit folgender Frage an den Stellvertreter zu wenden: »Liegt das Thema 50 Jahre, kürzer oder länger zurück?« Kommt nun z. B. folgende Antwort: »Es ist länger als 50 Jahre oder viel länger her ... aber nicht aus der Familie«, ist dies ein Hinweis auf karmischen Ursprung.

Seelenanhaftung/Fremdenergien

Sie können seit einem Zeitpunkt in diesem Leben, aber auch schon in früheren Leben, unbewusst eingeladen und seither beherbergt worden sein.

Der Gastgeber hat einen Grund dafür, dass eine verstorbene Seele zu Gast ist. Manche Menschen sammeln Fremdenergien ein, da sie das Gefühl haben, sie geben ihnen Halt. Der Grund dafür muss gewürdigt werden. Manchmal sind sehr energische Loslassprozesse notwendig. Typische Lösungssätze sind

z. B.: »Ich lebe und du bist tot. Ich entlasse dich dahin, wo du hingehörst, ins Licht. Dein Platz ist im Licht.« Meist stellt sich sofort eine überraschend große Erleichterung ein.

Traumata

Traumata können selbst erlebt worden sein. Erinnert etwas daran, erfolgt z. B. eine panische, für andere nicht nachvollziehbare Reaktion.

Traumatische Reaktionen von Vorfahren werden manchmal übernommen. Erinnert ein Außenreiz an eine Situation, wird entsprechend darauf (über-) reagiert. Die Ursprungsthemen der Vorfahren stammen z. B. aus Kriegserlebnissen (Schützengraben), Flucht, Missbrauch, erlebter oder nichtanerkannter Schuld, Verlust eines Kindes ...).

Systemgeheimnisse können traumatische Wirkung entfalten und über mehrere Generationen wirken.

Der richtige Platz

Steht jemand schon in der Ursprungsfamilie am falschen Platz, z. B. am Platz eines verstorbenen, nicht betrauerten Kindes oder einer ausgeschlossenen, nichtgewürdigten Vorfahrin, nimmt er diesen auch im richtigen Leben ein.

Handelt jemand vom falschen Platz aus, stellt sich bei neutralen Beobachtern gerne das Gefühl ein: »Da ist etwas verrückt.« Die Ursache ist dann im wahrsten Sinn des Wortes, dass etwas nicht an seinem richtigen Platz steht. Es ist im wahrsten Sinne von seinem Platz ‚ver-rückt' worden.

Gefühle

Der normale Zugang zu einem Gefühl kann z. B. durch karmische Umstände, Kindheitserlebnisse, eigene traumatische Erfahrung oder Erlebnisse der Vorfahren unterbrochen sein. Manche Gefühle sind bedrohlich und werden unterdrückt. In manchen Situationen entscheidet sich jemand, insbesondere bei heftigen Kriegs- und Missbrauchssituationen dafür, nicht zu spüren.

Dies war in dieser Situation vielleicht eine notwendige Überlebensstrategie, hindert jedoch später in anderen Situationen lebendig zu sein.

Bei betonter Fröhlichkeit und ‚lustig sein' verbirgt sich oft etwas Trauriges dahinter. In die eigene Macht/Kraft zu gehen, kann durch frühere Ohnmachtserlebnisse blockiert worden sein. Hinter wütend/aggressiv sein verbirgt sich ein nicht eingestandener Schmerz.

Für die eigene Heilung ist es wichtig, das ausgeschlossene, aber angemessene Gefühl wieder zulassen zu können. Dadurch kann jemand wieder adäquat auf das Leben reagieren.

Ortsresonanzen

Plätze und Häuser haben eine Art Erinnerungsfeld. Ist Schönes passiert, spüren das alle späteren Bewohner. Wurde in einem Haus viel musiziert, kann sich z. B. bei einer neu einziehenden Familie auch der Wunsch einstellen, ein Musikinstrument zu lernen oder plötzlich viel Klavier zu spielen.

Umgekehrt gilt dies auch für schlimme Ereignisse in einem Gebäude. Spätere Bewohner treten in Resonanz damit. Sie können darüber sogar krank werden.
In einem Geschäftsgebäude bekamen zum Beispiel ungewöhnlich viele Mitarbeiter Herzprobleme. Als Ursache stellte sich heraus: Eine betrogene Ehefrau hatte ihren Mann verflucht. Er hatte immer wieder Verhältnisse mit angestellten Frauen. Dies hatte ihr einen großen Herzschmerz bereitet, den sie aber nicht so ganz zulassen wollte, sondern lieber wütend war.

Zeitgeschehen

Manche Menschen verbinden sich mit den Ereignissen und dem Leid früherer Zeiten, wie Krieg, Verfolgung von Menschengruppen, Fluchtereignisse.
So leiden sie beispielsweise mit ihren Vorfahren oder sogar ganzen Gruppen mit und versuchen, ihnen etwas abzunehmen von allem Schweren, was diese erlebt haben. Die Stellvertreter der Verstorbenen in Aufstellungen wundern sich jedoch meist sehr, warum die Nachkommen es sich nicht gut gehen lassen und es sich in einer Zeit, in der sie es doch einfacher haben könnten, unnötig schwer machen. Meist stehen sie, nach erfolgter Wandlungsarbeit, wohlwollend als besonders kraftvolle Ressource zur Verfügung.

WISSENSCHAFT

Der Einfluss von Bewusstseinsarbeit auf die Zelle

Inzwischen gibt es in der naturwissenschaftlichen Forschung spannende neue Erkenntnisse, welche die Wirkung von Bewusstseinsarbeit beschreiben. Vorstellen möchte ich gerne, was die Genforschung dazu sagt.

Das bisherige Weltbild:
Das Leben wird durch Gene bestimmt

Lange herrschte in der Wissenschaft die Vorstellung, dass Gene für unser Schicksal verantwortlich sind. Darwin erklärte schon 1859 in seinem Buch ‚Der Ursprung von Arten': »Die individuellen Anlagen der Eltern werden an die Kinder weitervererbt, d. h. ‚Erbfaktoren steuern unser Leben'.«

Daraufhin hat sich die Wissenschaft damit beschäftigt, Zellen zu zerlegen, um den Erbmechanismus zu finden. Als vor 50 Jahren durch James Watson und Francis Crick die Struktur und Funktion der DNS-Doppelhelix[1] beschrieben wurde, entwickelte sich die Vorstellung, dass die Information der DNS das Leben, unsere körperliche Erscheinung, unsere Gefühle und unser Verhalten bestimmt. Das heißt in der Praxis, dass man vielfach davon ausgeht, dass bestimmte Erkrankungen im Gencode angelegt sind und z. B. der Ausbruch der Krankheit durch die Erbanlagen vorbestimmt und nicht zu verhindern ist.

---

[1]   Die Desoxyribonucleinsäure ist ein Biomolekül, kommt in allen Lebewesen vor und ist Träger der Erbinformation.

Neuer Erkenntnisstand:

Äußere Einflüsse bestimmen den Zellzustand bzw. das Leben

Neuere Forschungsergebnisse des amerikanischen Zellforschers Bruce Lipton zeigen jedoch: Das physische Dasein wird nur zu geringem Umfang von unseren Genen festgelegt. Die körpereigenen Gene werden durch die Art der Wahrnehmung unserer Umwelt aktiv. Jede einzelne Zelle nimmt ihre Umgebung wahr und reagiert darauf.

Lipton geht davon aus, dass nur 2 % der Krankheiten genetisch bedingt sind. Die Rolle des Erbmaterials wurde seiner Meinung nach in den letzten 50 Jahren weit überschätzt. Weiterhin hat er beobachtet, dass Zellen untereinander kommunizieren können und vor Giftstoffen soweit als möglich flüchten.

Gene sind nicht selbst-emergent, sondern ihre Aktivität wird durch die Umgebung ausgelöst. Übersetzt heißt dies: Jeder ist nicht Opfer seiner Gene, sondern Meister seines Schicksals. Jeder hat Gestaltungsspielraum, welchen Einflüssen seine Zellen ausgesetzt sind.

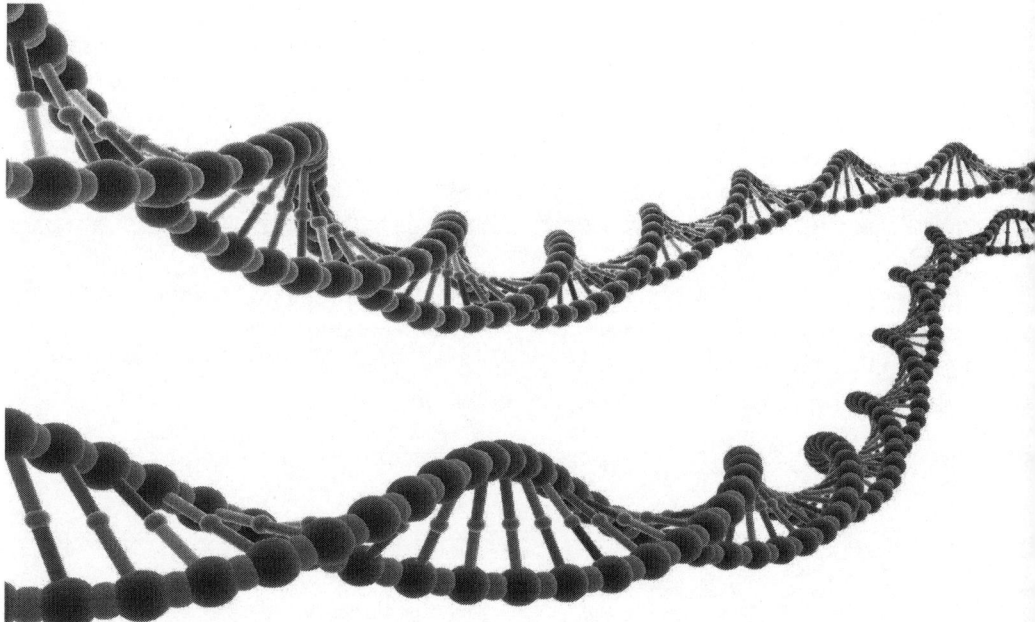

Bisheriges Weltbild	Neue Erkenntnisse
Genetischer Determinismus	**Reaktion der Zelle auf Umweltreize**
Gene bestimmen unsere Zellen bzw. unser Leben, unsere körperlichen Merkmale sowie unsere Emotionen und unser Verhalten	Das Leben einer Zelle wird durch die physische und energetische Umgebung bestimmt – nicht durch Gene
1859 C. Darwin: Die DNS beschreibt die Struktur der Erbanlagen: Individuelle Anlagen werden vererbt	Nur 2% (nach B.R. Lipton) der Krankheiten sind wirklich ererbt
Auswirkungen auf das Leben sind: → Was ich geerbt habe, kann ich nicht ändern → Ich bin ‚Opfer' meiner Erbanlagen	Auswirkungen auf das Leben sind: → Das Leben kann sich verändern, wenn ich meine Überzeugungen ändere → Wir sind machtvolle Erschaffer unseres eigenen Lebens und unserer Welt → Wissen über uns selbst verleiht uns Macht über uns selbst → Bewusstseinsarbeit hilft, sich selbst kennenzulernen und ‚sich selbst zu sein': Ich will ich selbst sein
Anlagen sind Veranlagung bzw. angeboren	Anlagen sind erworben, konditioniert
Unzulänglichkeiten der Biochemie im Körper verursachen Krankheiten	Mentale, physische, emotionale und spirituelle Gründe können Krankheiten verursachen

Die Zelle

Jeder Mensch besteht aus ca. 50 Billionen Zellen.

Eine **Zelle** besteht aus

- dem **Zellkern.** Dieser enthält genetisches Material (Gene, DNA, Proteine, Einzelzellen im Zellkern; sogenannte Eukaryonten enthalten Informationen über Körperfunktionen).
- **Mitochondrien.** Sie produzieren Energie und sind das Kraftwerk der Zelle.
- dem **Zytoplasma,** dem Zell‚saft' dazwischen.
- der **Zellmembran,** der die Zelle umschließt.

Das **Zellmaterial** besteht aus

- **Polysachariden** (Zucker),
- **Lipiden** (Fette),
- **Nukleinsäuren** (DNS/RNS) und
- **Proteinen** als Hauptkomponente (Es gibt etwa 100.000 verschiedene Proteine im Körper).

Zellintelligenz

Zellen sind ‚klug'. Sie speichern Erfahrungen, z. B. Antikörper nach Erkrankung (Antikörperprotein). Somit sind genetische Erinnerungen möglich. Demzufolge gibt es einen intelligenten Mechanismus.

Kooperation steigert die Überlebenschancen: Je mehr Zellen zusammenarbeiten, desto mehr Wahrnehmung ist möglich.

Wie funktionieren Gene?

Gene bilden die physische Vorlage für Proteine, aus denen unsere Zellen und das Gewebe zusammengesetzt sind.

Ein Gen ist ein Abschnitt auf einem, viele Gene umfassenden, Kettenmolekül. Dieses organisiert sich in Form eines Doppelstranges (Doppelhelix) und wird auch **DNA** genannt. Sie befindet sich im Zellkern, in den Chromosomen jedes Lebewesens. Die **Chromosomen** tragen die DNA, die aus ca. 25.000 Genen besteht.

Die Gene reagieren auf Signale aus der Umwelt. Dies können negative Erwartungshaltungen, alte Glaubensmuster, Vorstellungen sein, wie z. B.: »Ich bin krank« oder »Ich werde gesund«: Eine entsprechende geistige Aktivität im Gehirn sendet Impulse aus. Es wird z. B. über Hormone signalisiert, dass ein bestimmtes Protein benötigt wird. Die Proteinsynthese wird daraufhin in Gang gesetzt. **Proteine** bilden die Zellstruktur. Sie lösen chemische Reaktionen aus, erkennen Signalstoffe von außen und geben diese ans Zellinnere weiter. RNS, Ribonukleinsäuren sind Informationsträger und Katalysator für die Umsetzung genetischer Informationen in Proteine.

Man kann somit sagen: Der Geist regiert die Zellgemeinschaft. Verändert sich das Bewusstsein, wird eine Aktivität in den Zellen ausgelöst. Von Stress geprägte Gedanken beeinträchtigen die Selbstheilungskräfte, z. B. Arbeitsverlustangst, Beziehungsstress. Positive Gedanken und Stimmungen, insbesondere die Emotion ,Liebe' stärken sie. Ein besonderer, oft vergessener ,Gesundmacher' ist auch der ,Humor'.

Die Zellmembran

Die Zellmembran ist das eigentliche Gehirn der Zellfunktion.

Wie erkennt die Zellmembran Außenreize?

Rezeptoren, sogenannte **Rezeptor-Effektor-Proteine** auf der Oberfläche der Zellmembran reagieren auf Einflüsse von außen. Wandeln sich die Signale aus der Umwelt, wird die Information ans Zellinnere, zum Chromosom, weitergeleitet.

Die Proteinstruktur ist weitgehend abhängig von äußeren Signalen. Selbst hat das Gen keinerlei Kontrolle. Dies bedeutet in der Praxis: Unsere Wahrnehmung kontrolliert die Biologie. Über Bewusstseinsarbeit ist eine Änderung der Zellstruktur möglich. Die Gene allein haben keine Kontrolle über uns und niemand ist ihnen ausgeliefert. Wie jeder einzelne die Welt sieht, sein Leben steuert und seine physischen Reaktionen und deren Beschaffenheit, unterliegt jedem Einzelnen. Er hat ,die Macht', im positiven Sinne sein Leben, sein ,Gesund sein' zu gestalten und die Veränderung der eigenen Zellstruktur zu beeinflussen.

Was erforscht die Epigenetik?

Epigenetik, auch Medizin des Bewusstseins genannt, untersucht, welche Einflüsse von außen auf Gene einwirken und was sie dort bewirken. Forscher beschäftigen sich nicht mehr nur primär mit der Zusammensetzung eines Gens, sondern damit, wie verschiedene Einflüsse systemisch zusammenwirken.

Man könnte die neueren Erkenntnisse so beschreiben: »Gene tanzen im Einklang mit dem Bewusstsein. Jeder Gedanke, jedes Gefühl setzt Kaskaden von biochemischen Stoffen frei.«

Chemische und elektromagnetische Signale, bzw. Gedanken und Gefühle, können Gene an- und abschalten. Manche Signale kommen von der Umgebung im Körperinnern – der emotionalen, biochemischen, mentalen, energetischen und spirituellen Landschaft eines Menschen – andere aus der äußeren Umgebung.

Wie steuert der Geist den Körper oder:

Welche Kraft haben unsere Gedanken?

Jedes Gewebe hat eine **Energiesignatur** in Form von Wellen, welche in Interaktion mit Wellen im Außen treten. Gedanken haben ebenfalls eine wellenförmige Energiestruktur. Phasengleiche Wellen unterstützen die eigenen Zellen, phasenverschobene Wellen schwächen das eigene Energiesystem. In der Praxis bedeutet dies: Positive Gedanken stärken, negative Gedanken schwächen das System. Der Geist regiert sozusagen den Körper bis in die letzte Zelle hinein. Er hat die Flexibilität, einen Zustand zu erschaffen, er kann ihn aber auch wieder verschwinden lassen. Dies geschieht bewusst, manchmal aber übernimmt auch das Unterbewusstsein die Regie. So übernehmen z. B. negative Glaubenssätze aus der Kindheit die Regie, z. B.: »Nur wer hart arbeitet, hat Erfolg« oder »Spinnen sind gefährlich« ...

Kinder beobachten das Weltwissen insbesondere der Eltern ohne Bewertung. Sie übernehmen es undifferenziert als Wahrheit; Vorstellungen können jedoch von Erwachsenen wieder korrigiert werden.

Das bedeutet: **Jeder Mensch hat mehr Gestaltungsspielraum als bisher angenommen.**

Prinzipien der epigenetischen Medizin (nach Gregg Braden[1])

Positive Gedanken haben eine kraft- und machtvolle Wirkung auf das Verhalten und die Gene – aber nur, wenn sie mit der jeweiligen unbewussten Programmierung übereinstimmen. Negative Gedanken sind ebenfalls mächtig.

Voraussetzungen für Bewusstseinsarbeit

Vorausetzungen sind die Bereitschaft und Öffnung zur Selbstbewusstheit des Einzelnen. Für manchen bedeutet es einen großen Schritt, einen anderen Weg einzuschlagen, statt wie bisher mechanisch ein Medikament gegen ein Leiden einzunehmen und die Verantwortung für Heilung an andere abzugeben.

Bewusstseinsarbeit sollte idealerweise stattfinden, bevor sich ein Symptom manifestiert. Eine neue, sich in der Entwicklung befindende Methode sind molekulare Biomarker. Sie erkennen die für Krankheiten spezifische Proteinsignaturen, bevor sich eine Erkrankung manifestiert hat.

Bewusstsein kann sehr zielgerichtet eingesetzt werden, meist fokussierter, als medizinische Interventionen die eigentliche Problemursache erreichen.

1. Die Intuition ist wichtiger als ein Messwert, ein Ergebniswert

Der Weg ist das Ziel

Nicht ein stoffliches Resultat, das messbare Behandlungsergebnis, ist entscheidend für eine Behandlung, sondern die Konzentration auf das seelische Wohlbefinden und damit die Auswirkungen dieses Wohlbefindens auf unsere Körperzellen. Zum Beispiel kann das Erleben einer Krankheit eine wichtige innere Erfahrung sein. »Meine Krankheit war das Beste, was mir passieren konnte«, beschreiben oft Klienten, die den Weg des Bewusstseins

---

[1]   Gregg Braden: Im Einklang mit der göttlichen Matrix:
      Wie wir mit Allem verbunden sind, 2007

gewählt haben. »Ohne meine Krankheit hätte sich vieles in meinem Leben nicht zum Positiven verändert ...«

Oft gilt: Wir bekommen, erreichen, gewinnen etwas, wenn wir Altes loslassen.

Das bedeutet in der Praxis, eine klare Absicht zu formulieren, anstatt Ereignisse zu manipulieren (Machtmissbrauch).

2. Heilung ist kein (vorübergehendes) Ereignis, sondern ein (ständig) ablaufender Prozess

Gesundheit ist kein Ergebnis, sondern ein Prozess, nicht statisch wie ein Fels, sondern eher wie ein Fluss zu betrachten. Es ist wichtig, Haltungen und Einstellungen im Gesamtalltag zu leben und zu verinnerlichen, und nicht nur punktuell kurzfristig einzusetzen. So bewirkt beispielsweise der einmalige Besuch eines Fitnessstudios anderes auf der Körperebene, als der regelmäßige Besuch.

3. Sich mit dem Herzen begegnen

Für Heilung Suchende ist eine vom Herzen ausgehende Verbindung sehr wichtig für eine heilsame Prozessbegegnung. Sie ist nicht zu verwechseln mit einer romantischen Beziehung. Einem anderen Menschen von Herz zu Herz, auf der Ebene von Seele und Emotionen mit Mitgefühl zu begegnen, kann wichtiger sein, als der sachliche Inhalt der Begegnung.

4. Aktuelle Stressfaktoren

Die augenblickliche seelische Verfassung eines Erkrankten und aktuelle und chronische Stressfaktoren sollten bei der Betrachtung jedes Körpersymptoms berücksichtigt werden.

Manchmal ist eine Krankheit ein Weg, um aus einer Situation zu flüchten und Unerträglichem zu entkommen. Je nach Lebenssituation ist sie auch ein Schutz, um zu überleben.

Die Frage nach dem sogenannten Krankheitsgewinn bringt wertvolle Erkenntnisse, wie z. B.: »Ich habe es einfach nicht mehr ausgehalten. Die einzige Möglichkeit da raus zu kommen, war für mich, krank zu werden.« oder »Nur, wenn ich krank bin, bekomme ich Aufmerksamkeit.«

5. Der Blick aufs Ganze

Allein eine Operation bei der z. B. ein Organ/Gewebe entfernt wird, löst noch nicht die Ursache für die Entzündung/Wucherung etc. Es ist zwar möglich, dass sie im ersten Schritt eine überlebensnotwendige Maßnahme ist, wenn es körperlich irreversible Manifestationen gibt. Manchmal gesunden Organentzündungen jedoch auch durch seelische Arbeit erstaunlich schnell.

6. Der richtige Zeitpunkt

Am besten ist es, an sich zu arbeiten, bevor eine Krankheit sich körperlich manifestiert. Die eigene Gesundheit – das bedeutet das Gleichgewicht von Körper, Seele und Geist – sollten immer im Blick behalten werden.

7. Selbstheilungskräfte stärken

Jeder kann lernen, was er selbst für sich tun kann und sich fragen: Wo sind Schwachstellen, gibt es innere Interventionen, die mir helfen? Was staut sich bei mir immer wieder an? Was hilft mir, ins Gleichgewicht zu kommen?

8. Entscheiden, welcher Behandlungsweg passt

Bei manchen Erkrankungen ist eine Heilung auf konventionellem Weg unwahrscheinlich.

In solchen Fällen ist jeder sehr stark gefordert, über seinen Behandlungsweg selbst zu entscheiden. Ideal für den Erkrankten ist ein Zusammenarbeiten von Schulmedizin und bewusstseinsfördernden Disziplinen und Maßnahmen. Dies zeigt sich u. a. bei:

- Virusinfektionen
- chronisch degenerativen Erkrankungen
- psychosomatischen Erkrankungen
- in der Ursache bisher unerklärbare (Schmerz-) Erkrankungen
- Allergien und Autoimmunerkrankungen
- Zellwucherungen unbekannten Ursprungs

9. Umgang mit Tod und der Endlichkeit des Lebens

Seelische Arbeit ermöglicht in anderer Weise mit dem Tod umzugehen und zu erkennen: Jeder hat eine bestimmte Zeit auf dieser Erde und es liegt an jedem selbst, wie er sie entsprechend seines Handlungsspielraums gestaltet. Manche Menschen haben dies immer im Blick, andere werden durch Krankheit darauf aufmerksam; Prozesse wie z. B.

- anzunehmen, was ist
- zu klären, was wichtig ist
- betrauern, was betrauert gehört
- sich mit dem Leben zu versöhnen
- im Einklang zu sein mit sich und seinem Umfeld
- ein Leben in Freude zu führen und – wenn das Lebensende erreicht ist – in Frieden gehen zu können

können heilen.

10. Wie hängt Heilung global zusammen

Es ist wichtig, in allen Menschen Bewusstsein und Verantwortungsgefühl für den Umgang mit der Erde zu entwickeln. Immer noch wird die Umwelt bewusst und unbewusst mit Abfällen verseucht, wie mit Medikamentenresten, die über den Müll ins Trinkwasser gelangen und unfreiwillig von anderen Menschen konsumiert werden. Menschen wiederum reagieren mit Allergien oder Unverträglichkeiten darauf und wissen oft nicht um die Ursache. Oft haben sie keine Möglichkeit, sich den Schadstoffen zu entziehen.

DIE ‚NEUE‘ ZEIT

Aktuell ist zu beobachten, dass viele Menschen – offensichtlich gedrängt vom aktuellen Zeitgeist – intensive Klärungsprozesse durchlaufen.

Körpersymptome und Krisen im Privat- und Berufsleben machen auf ungelöste Themen aufmerksam. Es ist an der Zeit, im Persönlichen zu klären, welche alten belastenden Muster zu erkennen, zu verstehen oder aber im positiven zu integrieren sind. Auch tauchen während dieser Prozesse oft alte Ängste auf, die aber sehr schnell endgültig verabschiedet und losgelassen werden können. Somit birgt die aktuelle Zeit wertvolle Chancen.

Auch für jeden Wegbegleiter stehen diese Prozesse an. Durch die Verbundenheit mit der eigenen Klarheit wird die Begleitung von anderen Menschen möglich.

Aufstellungen sind durch diese Wirkmechanismen, die die Dynamiken spiegeln, sehr gut geeignet, persönliche, ehrliche Bewusstseinsprozesse anzuregen und Lösungswege aufzuzeigen. Die Entscheidung, Altes zu lassen und Neues zuzulassen, trifft dabei jeder für sich selbst. Mit der Teilnahme an Aufstellungen und dem Erleben von befreienden, elementaren Wandlungsschritten wachsen die Erfahrung und das Vertrauen in sich selbst, einen Veränderungsprozess zuzulassen.

Welche Wandlungsprozesse stehen an?

Weltweit brechen alte, nicht funktionierende Strukturen zusammen.

Immer mehr Menschen streben momentan aus festen und einengenden Strukturen, um in Freiheit und Eigenverantwortung ihr Leben zu leben, anstatt in Ohnmacht und Abhängigkeit zu verbleiben.

War der Verstand lange Orientierungsgrundlage, wollen Gefühl und Intuition jetzt wieder verstärkt in allen Bereichen mit einbezogen werden.

Jeder Einzelne befindet sich bewusst oder unbewusst in einem Anpassungs- und Wandlungsprozess. Eigene Potenziale und Fähigkeiten wollen endlich (wieder) gesehen, erkannt und eingesetzt werden.

Neues kann eigenverantwortlich und kraftvoll angegangen werden, wenn Klärungsprozesse Freiraum schaffen. Das Leben, seine Vielfalt und Möglichkeiten können jetzt bewusst wahrgenommen werden – aus dem Moment entsteht Neues.

Entscheidungen werden jetzt nachhaltig mit dem Herzen getroffen. Grenzenlose Liebe heilt alte Wunden. Zugang zu innerem Frieden, Ruhe und Gelassenheit werden gefunden, die damit zu einer wichtigen Kraft- und Orientierungsquelle werden. Jeder kann spüren: »Ich finde selbst alle Antworten in mir und bin mit allem verbunden.«

Ganz besonders stehen folgende Themen an:

Eigenverantwortung

Fülle

Die eigene Lebensaufgabe kennen und verwirklichen

Quelle

Weibliche Kraft

Ruhe

Verbundenheit

Liebe

Gefühl

Vollkommenheit

Freude

Erde

Licht

Intuition

Loslassen

Herz

Eigene Macht

Kraft

Gelassenheit

Frieden

Der aktuelle Zeitgeist

Viele Menschen schrecken vor neuen Entwicklungen zurück.

In einem der Aufstellungskurse hatte jeder der Teilnehmer die Gelegenheit, über eine kurze Aufstellung – eine Art ‚Blitzlicht‘ – zu erspüren, wie stark seine momentane Verbundenheit mit dem aktuellen Zeitgeist ist, bzw. ob er im Einklang mit dem aktuellen Zeitgeist steht.

Jeder einzelne Klient suchte jeweils für sich und für den aktuellen Zeitgeist einen Stellvertreter aus.

Die ausgewählten Beispiele beschreiben den ganz unterschiedlichen Entwicklungsstand der Teilnehmer und die jeweils individuelle Resonanz des Zeitgeistes darauf.

Beispiel 1

Frau M.: »Ich habe Angst vor Veränderung. Ich gehöre zur neuen Zeit. Ich will mich nicht bewegen. Ich habe Angst vor Veränderung. Ich fahre eine Verzögerungstaktik.«

Der Zeitgeist: »Ich habe keine Lust auf Spiele.«

Beispiel 2

Herr L.: »Mir ist mulmig. Es ist wie ins kalte Wasser springen.«
Er nähert sich dem *Zeitgeist*: »Es ist aufregend, ich habe Gänsehaut.«
Beide stehen nebeneinander.

Der Zeitgeist: »Der Weg zu mir ist frei.«

Beispiel 3

Herr L.: »Ich bin ein bisschen aufgeregt. Ich bin ganz schön aufgeregt. Ich habe Hummeln im Bauch. Es kommt etwas Gutes. Es bewegt sich viel.«

Der Zeitgeist: »Mir geht es gut. Passt. Mit ihm, Herrn L., ist es gut.«

Beispiel 4

Frau J.: »Ich habe Lust darauf, ich traue mich noch nicht ganz. Das Gegenüber, der *Zeitgeist*, schaut so skeptisch. Ich fühle schon eine gute Verbindung, wie eine Nabelschnur.«

Der Zeitgeist: »Ich spüre eine Unsicherheit von ihr. Das ist aber nicht tragisch.«

Beispiel 5

Herr M.: »Mir ist flau im Magen. Ich finde es gut. Es ist wichtig, dass es mich aufhält. Ich muss es annehmen, puuh. Ich bin froh, dann ist mit dem Rumrennen Schluss.«
Er gibt einige Päckchen an seine Vorfahren zurück.

Der Zeitgeist: »Ich bin die Mitte. Ich bin mittendrin. Jetzt ist Schluss. Ich muss mich in den Weg stellen, dass er aufhört, sich zu drehen. Du musst es erkennen, ob du willst oder nicht. Ich bin da. Ich bin groß. Du kannst es leichter haben. Es ist leichter möglich.«

Beispiel 6

Frau O.: »Ich bin sehr mit mir beschäftigt.«
Schaut auf den Boden: »Ich muss ganz viel denken. Im Augenwinkel sehe ich etwas. Ich muss so viele Probleme der Welt lösen.«

Der Zeitgeist dreht sich mit ihr mit.

DIE EIGENEN MÖGLICHKEITEN

Kann ich selbst die Hintergründe für meine aktuellen Symptome herausbekommen und Lösungswege finden?

Immer wieder wird mir diese Frage gestellt. Jeder hat im Prinzip alles, was er braucht, um alles für sich selbst zu klären. Wichtig hierfür sind absolute Ehrlichkeit zu sich selbst, das Zulassen und Erspüren aller dazugehörigen Gefühlsebenen, das Auseinandersetzen mit blinden Flecken und die Bereitschaft, Altes loszulassen.

Der Wandlungsprozess besteht aus folgenden Schritten

> 1. Sich bewusst werden, was ist
> 2. Annehmen, was ist
> 3. (Um-)wandeln

Dies ist nicht immer ganz so einfach und erfordert ein absolutes ehrliches Bewusstsein für ,das, was ist' und die notwendigen Änderungsschritte. Bei diesem Prozess gilt es, Widerstände zu überwinden und Fallstricken auszuweichen.

Besonders schwierig selbst zu erfassen und zu lösen sind z. B. systemische Verstrickungen, Fremdenergien, Traumata, karmische Ursachen, Flüche, Bann.

Folgende Fragen zur Klärung der Symptomgeschichte kann sich jeder, der mag, selbst stellen:

Symptom

- Wo im Körper zeigt sich mein Symptom?

- Gibt es mehrere Symptome?
- Sind unterschiedliche Organe und Körperregionen davon betroffen?
- Wie lautete die medizinische Diagnose?

Zeitpunkt des Auftretens des Symptoms

- Wann ist das Symptom zum ersten Mal aufgetreten?
- Was passierte gerade in meinem Leben, bevor es sich zeigte?
- Ist es ständig da?
- Tritt es ab und zu auf?
- Vermisse ich mein Symptom, wenn es nicht da ist?
- Was ist in meinem Leben gerade gut, wenn es nicht da ist?

Was bekomme ich durch das Symptom?

- Was habe ich davon, dass ich das Symptom verspüre?
- Welche Nachteile gibt es für mich, wenn das Symptom da ist?
- Auf was verzichte ich, dadurch, dass ich das Symptom habe?
- Was wäre anders in meinem Leben, wenn ich das Symptom nicht mehr hätte?

Umgang mit dem Symptom

- Wie gehe ich bisher damit um?
- Wie lautet die medizinische Empfehlung?
- Was hilft/mildert die Symptome?

Mein Umfeld

- Habe ich das Symptom von jemandem ‚übernommen‘?
- Gibt es Familienmitglieder, einen Partner mit gleichem Symptom?
- Wie reagieren andere auf mein Symptom?
- Mache ich jemanden für meinen ‚Zustand‘ verantwortlich?
- Fühlt sich jemand schuldig für meine Erkrankung?
- Tue ich etwas dafür, dass sich jemand schuldig fühlt?

Ursache und Hintergründe

- Was glaube ich selbst, sind die Ursachen meines Symptoms?
- Wie stark beeinträchtigt mich mein Symptom?
- Wann wird es schlimmer?
- Wann wird es besser?
- Wofür brauche ich es?
- Wie lange glaube ich, das Symptom zu brauchen?
- Was brauche ich, damit es gehen kann?

Gefühle und Verhaltensmuster

Ist mir bewusst, welche Gefühlsebenen und Verhaltensmuster sich über mein Symptom ausdrücken? (z. B. Wut, nicht zugelassene Trauer, Ruhebedürfnis, Scham, Bedürfnis nach Aufmerksamkeit, Selbstzerstörung, Bitte um Hilfe, Ungerechtigkeitsgefühl, Fluchtbedürfnis, Einsamkeit, sich schuldig fühlen).

Lösung

- Will ich das Symptom wirklich loswerden?
- Will ich wirklich etwas ändern?
- Hat etwas in mir aufgegeben und denkt, es ist nichts mehr zu ändern?
- Kann ich mir ein Leben ohne Symptom schon vorstellen?
- Was ist nötig, damit das Symptom sich verabschieden kann?
- Was ist Neues in meinem Leben möglich (privat, beruflich), wenn ich mein Symptom nicht mehr habe?

Möchte jemand sich der eigenen Themen bewusst werden, die mit einem aktuellen Körpersymptom zusammenhängen oder besser noch, strebt jemand eine Lösung an, steht die erste, wichtigste Entscheidung der Seele an: »**Ich will etwas ändern. Ich möchte gesund sein.**« Ist diese getroffen, kann der Prozess beginnen: Es kann sich etwas ändern.

BEISPIELE

Die Lösung

ich hab' da so'n Problem
das kümmert mich extrem
es zieht mich wie ein Tier,
dass ich spazieren führ'
es macht mich int'ressant
die Leute sind gespannt
was ist mit dem Problem?
wie wird es weitergeh'n?
ich brauche mein Problem
um ander'n zu entgeh'n
ich pack's genüsslich aus
und red' mich damit raus
ich schildere es farbenreich
und alle rufen gleich
»was macht die Arme bloß durch?!«

geh' mir weg mit deiner Lösung
sie wär' der Tod für mein Problem
jetzt lass' mich weiter d'rüber reden
es ist schließlich mein Problem
und nicht dein Problem

ich spür' da so 'nen Schmerz
im Kopf und auch im Herz
darüber klag' ich leis'
wenn ich nicht weiter weiß
ich hüll' mich in mein Leid
wie in ein langes Kleid
und alle schauen her
»oh je, sie leidet sehr«

ich klage meinen Schmerz
ganz traurig himmelwärts
verweine mein Gesicht
bevor man mich erwischt
wie ich gerade lüg'
und jemanden betrüg'
das ist ein guter Trick

geh' mir weg mit deiner Lösung ...

Annett Louisan[1]

---

[1]   Musik: Hardy Kayser, Text: Frank Ramond, Lied 9 der CD ‚Unausgesprochen' von Annett Louisan

Der herzerfrischende Songtext von Annett Louisan bringt den Umgang mit Problemen wunderbar auf den Punkt. Jeder war vielleicht selbst einmal so drauf oder kennt jemanden, der gerade mit seinen Problemen so umgeht.

Im Folgenden finden sie Lösungswege zu unterschiedlichsten Körpersymptomen und Gefühlszuständen. Die Aufstellungsprozesse der beschriebenen Beispiele sind entweder komplett oder in wesentlichen, prägnanten Schritten beschrieben. Natürlich passiert während einer Aufstellung einiges, was nicht in Worten auszudrücken ist, wie Mimik, Gestik, das Einnehmen eines anderen Platzes im Raum ... Alle Sinne arbeiten dabei mit.

Die Wandlungsschritte werden oft von der begleitenden Aufstellungsleitung vorgeschlagen. Die Ideen dafür resultieren aus der Wahrnehmung des Feldes in der jeweiligen Aufstellungssituation. Manche weiterführenden Schritte wurden auch von den Stellvertretern selbst angeregt.

Zu beobachten ist bei einer Aufstellung ein Prozess, der jedem unter dem magischen Begriff ‚Abrakadabra' vertraut ist. Der bekannte Ausdruck kommt aus dem aramäischen Mystizismus (auch: ‚Avrah KaDabra') und bedeutet: *Ich (werde) erschaffe(n), während ich spreche.*

Beim Aufstellen ist immer wieder zu beobachten: Sobald etwas, z. B. ein Gefühl, ehrlich benannt wird, ändert sich schon etwas und Neues ist möglich.

Wichtig für den Leser ist außerdem: Jedes Symptom hat seinen individuellen, persönlichen Lösungsweg.

KÖRPERSYMPTOME, DIE LEBENSQUALITÄT UND ARBEITSFÄHIGKEIT BEEINTRÄCHTIGEN

ORGAN: Herz (Blutkreislauf)

Der Bluthochdruck macht mich schlapp

Frau K. (49 J.) litt seit langem an Bluthochdruck. Interessanterweise fühlte sie sich jedoch erst richtig fit, wenn ihr Blutdruck ‚medizinisch gesehen', zu hoch war.

Auf ärztliches Anraten hin nahm sie jedoch ständig Medikamente gegen ihren hohen Blutdruck ein. Dadurch fühlte sie sich sehr schlapp und in ihrer täglichen Arbeit sehr stark eingeschränkt.

Durch die Aufstellung hoffte die Klientin, ihren Blutdruck ins Gleichgewicht zu bringen.

Aufgestellt wurden

- Frau K.
- Das, was gelöst werden muss, damit der Blutdruck die Höhe bekommt, die für Frau K. gut ist

später

- Der Blutdruck von Frau K.
- Die Zukunft von Frau K.

Aufstellungsverlauf

Das, was gelöst werden muss: »Ich habe einen kalten Nacken, der Rücken zieht sich zusammen. Ich empfinde seit Jahrzehnten Verachtung für *Frau K.*«

Frau K: »Ich lebe in meiner kleinen Welt, einer Spielpuppenwelt. Ich habe keinen Anschluss an die große Welt. Zwischen meiner Welt und *dem, was gelöst werden muss,* liegen Welten, Ozeane.«

Das, was gelöst werden muss: »Ich stehe darüber. Ich bekomme sie, *Frau K.,* nicht los.«

Da es in der Aufstellung in erster Linie um den Blutdruck von Frau K. geht, nimmt die Aufstellungsleiterin an dieser Stelle *den Blutdruck* von *Frau K.* in die Aufstellung mit auf.

Der Blutdruck: Er verhält sich gegenüber *dem, was gelöst werden muss* sehr abweisend: »Ich brauche *das, was gelöst werden muss* nicht. Ich komme alleine zurecht.«

Das, was gelöst werden muss antwortet auf die Äußerungen *des Blutdrucks*: »*Der Blutdruck* macht was mit mir. Mir wird kalt, wenn er kommt.«

Der Blutdruck: »Ich steige und werde kraftvoller, wenn ich näher zu *Frau K.* komme.«

Das, was gelöst werden muss: »Ich finde es gut, wenn *der Blutdruck* weggeht, dann werde ich ruhiger. Ich fühle mich wohl, wenn er sich entfernt, ich bin dann weniger kribbelig.«

Der Blutdruck: »*Frau K.* ist spannend. Mich zieht es zu *Frau K.* hin, gleichzeitig geht es mir besser bei d*em, was gelöst werden muss.* Ich bin eine Art Verbindungsglied zwischen d*em, was gelöst werden muss* und *Frau K.*«

Das, was gelöst werden muss: »Die Haltung von *Frau K.* nervt mich. Sie gehört irgendwie dazu, ich bin es aber nicht, um das es geht.«

Frau K.: »Das ist das normale alltägliche Leben.«

Das, was gelöst werden muss: »Es geht in der Auseinandersetzung zwischen mir und *Frau K.* um den ‚richtigen‘ Lebensstil.«

Der Blutdruck: »Ich finde *Frau K.* super, da kommt die Kraft her.«

Frau K.: »Ich bin zufrieden wie es ist.«

Das, was gelöst werden muss: »Mich ärgert es, wie sie ist.«

Frau K.: »Du darfst es anders machen.«

Um ‚Frieden‘ in die Aufstellung zu bringen, lenkt die Aufstellungsleiterin die Aufmerksamkeit der beiden streitenden Positionen auf etwas ‚Gemeinsames‘, für beide Wichtiges. So lässt die Aufstellungsleiterin *die Zukunft* von *Frau K.* auftauchen.

Das, was gelöst werden muss: »*Die Zukunft* ist interessant.«

Der Blutdruck: »Wenn *das, was zu lösen ist* sich aufregt, gehe ich mehr zu *Frau K.* Mein Blutdruck steigt enorm, wenn *das, was zu lösen ist* zur Zukunft geht – dann verliere ich an Bedeutung.«

Das, was gelöst werden muss, geht zur *Zukunft*. Sie schauen gemeinsam in die Richtung von *Frau K. Der Blutdruck* geht mit.

Die zuschauende Klientin, Frau K. steht nun selbst auf dem Platz, den ihre Stellvertreterin für sie erarbeitet hat.

Die Zukunft: »Ich werde unruhig, wenn mir zu viel Bedeutung beigemessen wird.«

Frau K. (die Stellvertreterin) will sich auch wieder dazustellen.

Die Zukunft: »Es ist okay solange sie hinter *dem, was gelöst werden muss* bleibt.«

Nach einiger weiterer Prozessarbeit gehen *die Zukunft, das, was gelöst werden muss, Frau K.* und die Klientin schließlich gemeinsam, friedlich ‚Hand in Hand‘ durch den Raum.

Eine **Haltungsänderung** kann die Normalisierung des Blutdrucks bewirken.

Welche Probleme hat mein Herz?

Herr W. (58 J.) stand kurz davor, einen Herzschrittmacher zu bekommen. Er hatte bereits vor einigen Jahren seinen ersten Herzinfarkt und fühlte sich oft sehr geschwächt. Mit Hilfe einer Aufstellung wollte Herr W. klären, was sein Herz brauchte, damit es ihm gut geht.

Aufgestellt wurden

- Herr W.
- Das Herz
- Das, was gelöst werden muss, damit das Herz wieder intakt arbeiten kann

später

- Die Ursache für die Schwäche seines Herzens
- Der Herzschrittmacher

Aufstellungsverlauf

Gleich zu Beginn der Aufstellung zeigte sich, dass *das Herz* von Herrn W. ‚sehr traurig‘ war.

Die Aufstellungsleiterin befragte den Klienten nach besonderen Ereignissen in seinem Leben. Als wahrscheinliche Ursache für die Traurigkeit des Herzens konnte ein Krankenhausaufenthalt in der Kindheit des Klienten in Betracht gezogen werden.

Herr W. berichtete, dass er im Alter von vier Jahren wegen einer Lungenerkrankung ein dreiviertel Jahr im Krankenhaus zubringen musste.

Die Trauer und die Einsamkeit des vierjährigen Kindes waren während der Aufstellung deutlich zu spüren.
Das Benennen dieses alten, traumatischen Erlebnisses löste im Aufstellungsprozess einen wichtigen Lösungsschritt aus: *Die Trauer* wich *vom Herzen* zurück und es konnte sich wieder in ein kraftvolles Organ verwandeln.

Dem 58-jährigen *Herrn W.* stand sein *Herz* nun als kraftvolle Ressource zur Verfügung.

Herr W. und *das Herz* stellten sich eng nebeneinander und begrüßten *den* Herzschrittmacher, der dazu gestellt wurde, als willkommene Verstärkung.

Krankenhausaufenthalte in der Kindheit haben oft traumatische Auswirkungen. Schmerzerlebnisse, Trauer und das Getrenntsein von den Eltern wirken nach.

Warum leide ich an Krampfadern?

Frau P. (48 J.) wollte die Ursache lösen, warum sie seit drei Jahren verstärkt an Krampfadern litt.

Aufgestellt wurden

- Frau P.
- Das, was zu lösen ist

später

- Der Grund für das versteinerte Herz

Aufstellungverlauf

Frau P. war im ersten Bild damit beschäftigt, sich mit schönen Dingen im Außen zu beschäftigen. Sie wanderte von einem Gegenstand zum anderen. Sie sah *das, was zu lösen ist* nicht.

Das, was zu lösen ist: »Ich falle bald um. Ich kann nicht alleine stehen. Ich bin wie ein abgelegtes Ding.«

Frau P. ging nun neugierig auf *das, was zu lösen ist* zu, doch innerlich war sie wie leer. Sie konnte ihr Herz nicht spüren: »Ich bin nur im Außen beschäftigt. Ich kann nicht fühlen, habe keine Verbindung nach innen. Mir fehlt Herzenswärme. Ich schaue alles wie einen Gegenstand an. Mein Herz ist wie aus Stein«.

Der Grund für das versteinerte Herz wurde dazugestellt.

Frau P.: »Mein Herz wurde zerrissen. Ich wollte mit jemandem zusammensein, der plötzlich weg war.«

Frau P. ging langsam auf *den Grund* zu. Beide umarmten sich sehr innig und es flossen Tränen.

Frau P.: »Jetzt fühle ich mich wie in der Gebärmutter, geborgen. Es gibt eine Seelenverbindung zwischen uns, es tut gut, dich zu halten. Ich hätte dich so gebraucht. Es war schlimm, als du plötzlich nicht mehr da warst. Es hat mir das Herz zerrissen. Jetzt lasse ich dich nicht mehr gehen.«

Sie standen beide in inniger und enger Umarmung da.

Eine Information von der zuschauenden Klientin: »Ein Geschwister starb im Kleinkindalter.«

Das, was zu lösen ist: »Jetzt ist mein Ohnmachtsgefühl weg. Ich kann wieder alleine stehen.«

Im Schlussbild standen *Frau P.* und der *Grund für das versteinerte Herz* eng umschlungen beisammen.

Probleme mit Krampfadern hängen oft mit Herzensangelegenheiten zusammen.

ORGAN: Lunge

Was hat der Husten mit meiner Lebenssituation zu tun?

Frau T. (41 J.) hatte seit vier Wochen extreme Hustenanfälle bis hin zu Atemnot und das Gefühl, etwas stecke in der Lunge fest. Sie musste in solchen Situationen auf Asthmamittel zugreifen. Immer wieder hatte sie solche Anfälle in ihrem Leben gehabt. Sie konnte nicht sagen, ob es ähnliche Lebenssituationen waren, in denen die Attacken auftraten.

Die Aufstellung zeigte, dass die tiefere Ursache auf ein Geburtstrauma zurückzuführen war. *Frau T.* hatte das Gefühl, eine Nabelschnur schlinge sich um ihren Hals. Wenn sie hinaus wollte ins Leben, zog sich die Schlinge zu.

Aktuell hatte sie gerade ein neues großes Investitionsprojekt gestartet, wobei sie sich um das Gelingen und den wirtschaftlichen Erfolg sorgte. Neue Projekte sind ähnlich wie kleine Kinder, die auf die Welt gebracht werden müssen. Die Parallele war, dass sie immer, wenn sie sich mit Neuem, was in die Welt gebracht werden musste, beschäftigte, an ihre traumatischen Geburtserlebnisse erinnert wurde. Atemnot stellte sich ein. Noch während der Aufstellung verschwand der Hustenreiz von Frau T. und war während des Seminars nicht mehr zu beobachten.

Geburtstraumata können ungeahnte Auswirkungen auf das spätere Leben haben. Sie führen für die Umwelt zu nicht nachvollziehbaren und irritierenden Verhaltensmustern.

ORGAN: Niere/Blase

Was ist zu klären, damit meine Niere wieder normal funktioniert?

Herr S. (43 J.), der viele Zysten in der Niere (Polyzystose, lt. Schulmedizin eine Erbkrankheit) hatte und dem die Ärzte schon eine Dialysenotwendigkeit prophezeiten, wollte wissen, was es zu klären gilt, damit seine Nieren wieder normal funktionierten.

»Ich muss das Problem lösen, damit es besser wird. Ich habe alles probiert, was möglich ist. Ich möchte mein Leben wieder frei gestalten können«, meinte er.

Aufgestellt wurden

- Herr S.
- Die linke Niere
- Die rechte Niere (aufgestellt wurden beide Nieren, ein Impuls der Aufstellungsleiterin)

später

- Das Thema, um das es wirklich geht

Aufstellungsverlauf

Im ersten Bild zeigte sich eine Niere, die über die Maßen angestrengt war. Sie schnaufte und schuftete. Die andere Niere stand etwas verloren herum.

Nun wurde *das Thema, um das es wirklich ging* dazugestellt. Es entpuppte sich als ein wichtiger verlorener Teil von *Herrn S.*

Herr S.: »Danach habe ich ein Leben lang gesucht.«

Dem Stellvertreter und auch dem zuschauenden Klienten kamen die Tränen.

Nach einiger Zeit stellte sich Frieden ein.

Die beiden Nieren sagten: »Endlich arbeite ich nur als Niere.«

Beide standen jetzt seitlich rechts und links von *Herrn S.*

Niere 1   Herr S   Niere 2

Der verlorene Teil

Körperorgane repräsentieren oft ausgeschlossene Teile im System. Dies kann zu einer Überlastung des Organs führen.

Ich bin übersäuert

Herr A. (38 J.) klagte, dass er ständig zu hohe Säurewerte habe, obwohl er ein sehr diszipliniertes Essverhalten hätte und sehr darauf achte, nichts ‚Falsches‘ zu essen.

Das Anliegen des Klienten lautete entsprechend: »Ich will meine Übersäuerung loswerden.«

Aufgestellt wurden

- Herr A.
- Das, was bzgl. der Übersäuerung gelöst werden sollte, damit sich ein optimaler Ph-Wert für den Klienten einstellt

später

- Das Schwere
- Das, was damals gefehlt hat

Aufstellung

Herr A. hat die Augen zu und stampft mit dem Fuß, wie ein fünfjähriger Junge: »Ich will was nicht sehen. Ich habe es bis oben hin satt. Ich bin stocksauer, genervt. Ich möchte gehen. Drinnen ist für mich alles ein dunkler Einheitsbrei.« Er geht aus dem Raum raus an die frische Luft.

Der Klient selbst, Herr A., ergreift bei diesen Worten, von sich aus das Wort und berichtet, dass er das Gefühl, bei sich zuhause immer nach draußen zu müssen, sehr gut kenne.

Das, was gelöst werden sollte: »Ich gehöre nicht dazu, stehe am Rande, habe keinen Platz.«

An dieser Stelle nimmt die Aufstellungsleiterin einen weiteren Stellvertreter in das Aufstellungsbild auf, der als Repräsentant für das Gefühl *der Schwere* steht, das sich im Raum ausgebreitet hat und von allen Aufstellungsteilnehmern sowie den zuschauenden Gruppenteilnehmern deutlich empfunden wird.

Herr A. reagiert sofort auf die Veränderung, die durch die Intervention der Aufstellungsleiterin ausgelöst wurde.

Herr A.: »Endlich. Ich komme wieder rein. Ich sehe besser, klar und deutlich. Gut.«

Das Schwere: Es zeigt *Herrn A.* nur seinen Rücken. »Ich gehöre nicht zu *Herrn A.* Ich fühle mich bedroht.«

Herr A.

Das Schwere

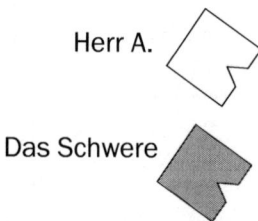

Das Schwere: »Es geht um ein altes Ereignis, eine furchtbare Tragödie. Mir wird ganz heiß. Etwas drückt mich nieder, keiner kümmert sich um mich. Ich werde wie etwas Aussätziges, ein Ausgestoßener behandelt.«

Herr A.: »Ich spüre deine Bedürftigkeit, weiß aber nicht, wie ich dir helfen kann.«

Das Schwere: »Deine Worte tun gut.«

Herr A.: »Ich kann mich jetzt auf dich zu bewegen. Ich will angenommen werden. Ich hätte gerne jemand, der sich um mich kümmert.

Es wird ein weiterer Stellvertreter für *das, was damals gefehlt hat* in die Aufstellung aufgenommen.

Dieser stellt sich hinter *das, was zu lösen ist* und stärkt der Position den Rücken.

Das Schwere: »Prima! Jetzt geht es wesentlich besser.«
Es schaut Herrn A. an.

Herr A.: »Für mich ist es gut. Ich hatte immer das Gefühl, etwas tun zu müssen, konnte aber nichts tun. Jetzt ist es besser. Ich habe jetzt einen guten Platz. Ich sehe und achte euch. Ich will jetzt loslegen. Gut, dass es genügend Raum gibt.«

Die **Ursachen eines Themas** liegen oft an völlig anderer Stelle, als gedacht.

Die **Eigendynamik des Aufstellungsablaufs** sorgt immer wieder für Überraschungen. Häufig gilt: *Es kommt anders, als man denkt.*

Blasenentzündung

Frau N. (52 J.) wollte klären, warum sie immer wieder eine Blasenentzündung, insbesondere im Urlaub, bekam.

Aufgestellt wurden

- Frau N.
- Das zu lösende Thema

später

- Der Ehemann
- Die Freundin

61

Aufstellungsverlauf

Frau N. steht da mit verschränkten Beinen: »Die Haltung lässt mich unsicher stehen. Meine Blase ist glühend heiß. Ich bin so beschäftigt damit, meine Blase festzuhalten, dass ich mich sonst um nichts kümmern kann.«

Das zu lösende Thema schaut auf die Beine: »Ich bin ein Thema.«

Frau N.: »Das mag ich nicht hören. Ich will Sicherheit, Klarheit. Die Hitze soll aufhören.«

Das zu lösende Thema: »Ich spüre Druck nach oben.«
Sie fasst sich an die Ohren: »Meine Ohren spüren den Druck.«

Frau N.: »Mir geht es beschissen.«

Das zu lösende Thema: »Ich bin so wütend, sie muss mich nur anschauen.«

Frau N.: »Ich bin beschäftigt damit, zusammenzupressen und zu halten. Wenn ich hinschaue, fühle ich mich noch instabiler.«

Das zu lösende Thema: »Ich bin das Thema Ehemann. Sie schiebt die Blasenentzündung nur vor.«

Frau N.: »Das ist mir nicht sehr vordringlich. Ich brauche meine ganze Kraft zu stehen. Wenn ich mich normal hinstelle, fühle ich mich nackt. So schütze ich mich.«

Im weiteren Verlauf stellt sich heraus, dass *der Mann* immer noch an *seine Freundin*, die er als Außenbeziehung länger hatte, denkt. Er ist in Gedanken nicht bei *seiner Frau. Die Freundin* steht am Platz *der Ehefrau*. Er ist traurig dass er nicht lebt, woran sein Herz hängt. *Die Ehefrau* ist ihm nicht böse, sondern leidet eher mit.

Frau N.: »Die Hitze in der Blase ist weg. Ich habe keinen Zorn oder Wut, nur Trauer. Ich sehe die Trauer von meinem Mann, das macht mich traurig.«

Ehemann: »Ich bin dem Familienunternehmen sehr pflichtbewusst gegenüber. Wir arbeiten beide zusammen darin. Ich kann nicht gehen.«

Die zuschauende Klientin meinte zum Schluss: »Ich bin so froh, dass alles mal ehrlich ausgesprochen wurde. Nun spüre ich eine riesige Erleichterung. Ich weiß aber, dass es so nicht weitergeht. Es stehen für mich klare Entscheidungen an.«

Hinschauen oder wegschauen?
Manche Körpersymptome entstehen, weil man sich nicht ehrlich mit einer Situation auseinandersetzten will, es aber gleichzeitig fast nicht mehr aushält, wegzuschauen.
Manchmal gilt auch die Beschreibung bei Blasenentzündung: Die Blase weint ... ungeweinte Tränen.

Inkontinenz kann auf etwas sehr Trauriges aufmerksam machen.

Bettnässen

Das Anliegen von Frau A., Mutter von drei Kindern (5, 3 und 1 Jahr), war, dass sie das Gefühl hatte, ‚am Ende ihrer Kräfte' zu sein. Die Kinder ‚nässten' immer noch fast jede Nacht ein. Dadurch kam sie kaum zur Ruhe. Der Wunsch von Frau A. war, dass ihre Kinder endlich ‚sauber' werden sollten.

Aufgestellt wurden

- Das, was zu lösen ist, damit es keine Probleme mehr beim Bettnässen gibt

später

- Das 1. Kind (5 Jahre)
- Das 2. Kind (3 Jahre)
- Das 3. Kind (1 Jahr)
- Frau A. (Die Mutter)
- Der Vater
- Eine Ressource für die Ehefrau

Aufstellungsverlauf

Das, was zu lösen ist schaut auf den Boden und sucht Punkte auf dem Boden. »Ich schaue mir das von allen Seiten an. Ich kann nicht in die Welt schauen. Es dreht sich alles um zwei Punkte. Ich fühle mich wie in der Käseglocke. Ich bin eher alterslos, losgelöst von der Außenwelt.«

Der Kopf schaut weiter starr nach unten.

»Ich empfinde mich wie in einer Hülle. Mich interessiert nichts anderes. Meine Verhaltensweise ist ein Vorwand bzw. Schutz, damit ich den Kopf nicht heben muss. So muss ich mich mit anderen nicht auseinandersetzen.
Wenn ich mich mit den zwei Punkten beschäftige, brauche ich mich mit sonst niemand beschäftigen. Ich denke, die Welt ist gefährlich und ich

kann nicht damit umgehen.«

Später, nach einer kurzen Pause, sagt Frau A.: »So schlimm ist es gar nicht.«

Die drei Kinder werden dazugestellt.

Das älteste Kind: »Ich muss aufs Klo. Am liebsten möchte ich es einfach laufen lassen. Ich bin das älteste Kind. So bekomme ich Aufmerksamkeit. Warum nicht einfach alles laufen lassen? Es könnte gleich losgehen. Mein Verhalten ist eine Reaktion auf die Mama. Denke, *das, was zu lösen ist* könnte die Mama sein.«

Das älteste Kind sagt zur gedachten Mama: »Wenn du mich nicht siehst, mache ich in die Hose.«

3. Kind: »Ich bin aufmüpfig und fies. Ich bin eifersüchtig auf *mein ältestes Geschwister.*«

Nun wird *die Mama* aufgestellt.

Das älteste Kind geht sofort zur *Mama.*

Das, was zu lösen ist geht sofort aus dem Raum, sobald *die Mama* dazugestellt wird. (Wahrscheinlich hingen die beiden als Thema zusammen)

3. Kind: »Ich bin wütend. *Das zweite Kind* bekommt etwas von mir ab.« Es sagt zum zweiten Kind: »Ich empfinde dich als schwach.«

Eines der Kinder sagt: »*Die Mama* ist keine Mama, weil sie nicht da ist.«

Mama: »Mir ist alles zu viel. Das *1. Kind* ist mir zu nahe. Ich spüre keine Beziehung zu euch. Ich brauche Freiraum, Zeit für mich.«

Das älteste Kind: »Ich docke mich gerne an *die Mama an.*«

Der Vater kommt dazu.

Das älteste Kind deutet auf den *Vater*. »Er ist stark.«

Alle Kinder stellen sich in einer Reihe auf, *das mittlere Kind* sitzt am Boden, *das Jüngste* rangelt mit *dem Ältesten*.

Die Mama schaut traurig.

Der Vater: »Ich stehe.«

Das 2. Kind: »Ich bin eingequetscht zwischen beiden und eifersüchtig. Ich muss dringend aufs Klo. Ich verhalte es lieber, bis es mich zerreißt.« Es steht mit überkreuzten Beinen da.

Der Vater wirkt bedrohlich. Er ordnet die Plätze im Raum.

Mama schaut weg: »Ich bin so müde, mich nervt etwas. Mir ist alles zu viel.«

Das älteste Kind: »Ich mag *die Mama* nicht halten, wenn sie es nicht aushält.«

Mama: »Ich bin saftlos- und kraftlos. Es ist nichts angekommen bei mir. Es geht gerade nicht.«

2. Kind: »Ich war der Unkomplizierteste. Ich brauche etwas Besonderes zu tun, z. B. einen Leistungssport. Ich möchte etwas machen, was sonst niemand macht, etwas Besonderes. (Steht da mit überkreuzten Beinen) Ich ‚verhebe‘ es mir.«

Eine *Ressource* für *die Mutter* kommt dazu.

Älteste Kind: »Der Druck auf die Blase nimmt ab.«

Der Vater/Ehemann: »Jetzt muss ich nicht mehr Kommandos geben, damit hier Ordnung reinkommt.«

Mama: »Ich bin wacher und kann zum ersten Mal richtig hinschauen.«

Das älteste Kind: »Ich habe immer das Gefühl, als ob *die Mama* nicht da sein will.

Mama: »Ich bin nur erschöpft und müde.«

Vater/Ehemann zur Ehefrau: »Jetzt sind wir ebenbürtig. Ich würde gerne den Arm um dich legen. *Die Ressource* soll dableiben.«

Währenddessen stellen sich die Kinder gegenüber von *Vater* und *Mutter*. Alle stehen nun kraftvoll da. Kein Kind steht mehr mit überkreuzten Beinen da.

Vater/Ehemann: »Jetzt muss ich nicht mehr ‚mit der Keule‘ rein.«

Wie in einer klassischen Familienaufstellung stehen sich im Schlussbild Eltern und Kinder gegenüber. Jeder ist jetzt am richtigen Platz.

Krankheiten und Körpersymptome haben einen sogenannten ‚**Krankheitsgewinn**‘, den Nutzen, den man davon hat, krank zu sein.
Manchmal ist dieser so vorteilhaft, dass er eine Heilung stark verhindert. Der Preis für eine Veränderung erscheint zu hoch.

ORGAN: Milz

Meine Milz schmerzt mich

Frau N., hatte vor ca. fünf Jahren einen Arbeitsunfall. Seitdem verspürte sie immer wieder Schmerzen unter dem Rippenbogen. Abends, wenn sie zur Ruhe kam, wurden die Schmerzen besonders heftig. Alkohol half ihr, die Schmerzen zu lindern.

Aufgestellt wurden

- Frau N.
- Das, was zu lösen ist, damit die Schmerzen aufhören (entpuppt sich als Milz)

später

- Der Alkohol
- Das Neue, was möglich ist, wenn das, *was zu lösen ist* wieder seinen Platz bekommt

Aufstellung

Frau N.: »Mir geht es gut. Mich stört nicht wirklich etwas.«

Das, was zu lösen ist verzieht das Gesicht. »Ich fühle mich total verkatert. Wie ein Matrose, der in der Hafenkneipe herumhängt und nicht mehr auf See fahren kann. Mir ist übel.«

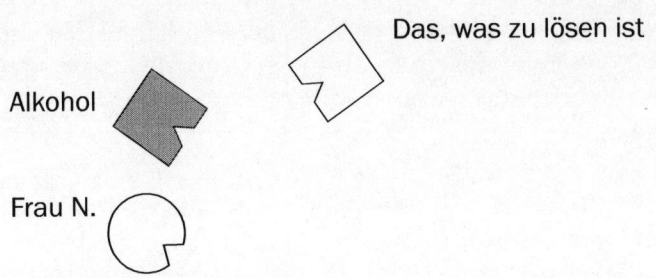

Alkohol

Das, was zu lösen ist

Frau N.

Der Alkohol wird dazugestellt. Er stellt sich zwischen die beiden aufgestellten Positionen.

Frau N. dreht sich um: »Ich schaue lieber zum *Alkohol*. Es ist gut, dass er da steht.«

Alkohol: »Ich bin bereit, wenn ich gebraucht werde. Ansonsten bin ich unbeteiligt.«

Das, was zu lösen ist: »Ich fühle mich als Milz verkatert. Mich braucht hier keiner, ich bin vergessen worden. Ich fühle mich bildlich wie ein Matrose, der ausgemustert wurde und nicht mehr anheuern kann, bzw. nicht mehr arbeiten kann. Ich bin sauer und beleidigt.«

Das Neue, was möglich ist, wenn ‚die Milz' ihren Platz bekommt wird dazugestellt.

Das Neue läuft zwischen *Milz* und *Frau N.* hin und her und sagt: »Ich würde gerne die Milz aus ihrem Zustand herausziehen. Ich habe etwas mit einem positiven Gedankenfluss zu tun.«

Frau N.: »Ich finde *das Neue* gut.«

Der Alkohol entfernt sich. Er fühlt sich nun überflüssig.

Die Milz sieht *Frau N.* seit *das Neue* dazugekommen ist. Sie ist jedoch noch sehr beleidigt, empört und stur über die lange Ignoranz und schimpft darüber: »Ich möchte anerkannt werden.«

Die Milz wird sich darüber klar, dass sie dauerhaft umdenken muss und eine Neuorientierung ansteht. »Ich bin ein Grundbaustein, der mit Beweglichkeit zu tun hat. Ich war gedanklich lange ausgelagert. Es geht um Bewusstsein.«

Frau N. gibt verwundert die Info: »Bei meinem Unfall war zwar die Leber untersucht worden – nicht aber die Milz.«

Eine anwesende Apothekerin meinte: »Es hat noch nie ein Kunde etwas für die Milz[1] angefragt. Sie wird im deutschen Krankensystem sehr schnell entfernt.
In der chinesischen Medizin ist sie – obwohl das kleinste Organ – mit das wichtigste Organ.«

Manchmal wird **Alkohol** zum Betäuben von Schmerzen eingesetzt.

---

[1] Info: Die Milz hat bei der Blutgerinnung sowie immunologisch eine wichtige Funktion: Sie speichert z. B. Thrombozyten, Erythrozyten Lymphozyten, produziert Makrophagen, welche Bakterien vernichten und baut überalterte Blutzellen und Blutgerinsel ab. Sie stützt alle Organe über den großen Blutkreislauf. In der chinesischen Medizin wird sie als ‚Tausendfacher Erwärmer' bezeichnet.

ORGANE: Rachen/Magen/Darmtrakt

Warum habe ich ständig Brechreiz?

Frau M. wollte etwas für ihre Tochter (12 ½ J.) tun. Sie hatte seit einigen Jahren immer wieder Brechanfälle.

Medizinisch konnte keine Ursache gefunden werden, trotz zahlreicher Untersuchungen und Krankenhausaufenthalte. Behandlungen durch verschiedene Heilpraktiker brachten keine Linderung. Die verschiedenen Versuche, den Brechreiz der Tochter zu behandeln, wirkten eher negativ auf die Tochter und riefen meist zusätzlichen Brechreiz hervor.

Für die folgende Aufstellung wurde mit der anwesenden Mutter vereinbart, dass die Ausrichtung der Prozessarbeit auf die (abwesende) Tochter vorgenommen werden sollte.

Aufgestellt wurden

- Die Tochter
- Das, was gelöst werden musste, damit der Brechreiz *der Tochter* verschwindet

später

- Der Brechreiz
- Das ‚abgegangene Geschwister‘

Aufstellungsverlauf

Der Tochter ging es im Grundsatz nicht schlecht, jedoch fühlte sie sich in ihrem Körper unwohl und sie verspürte ein Kribbeln. Im Raum war Kälte zu spüren und ‚etwas' machte sie sehr traurig.

Der Auslöser für die Traurigkeit *der Tochter* zeigte sich während der weiteren Aufstellung: An ihr hing anscheinend eine ‚Kinderseele', die sie bisher nicht bewusst wahrgenommen hatte.

An dieser Stelle gab die anwesende Mutter den Hinweis, dass sie einen Abgang in der achten Woche hatte, bevor sie mit ihrer Tochter schwanger wurde. Sie hatte ihrer Tochter aber nie davon erzählt.

Die Tochter, erstaunt: »Davon wusste ich gar nichts.«

Hierauf nahm die Aufstellungsleiterin zwei weitere Stellvertreter in den Aufstellungsprozess auf, die *das abgegangene Kind* und *den Brechreiz der Tochter* repräsentieren sollten, um weitere Lösungsschritte zu ermöglichen.

Die Tochter spricht zum *abgegangenen Geschwister*: »Ich wusste nichts von dir, habe aber immer gespürt, dass mich etwas traurig macht. Für mich gehörst du dazu. Ich hätte gerne mit dir gespielt, aber jetzt entlasse ich dich dahin, wo du hingehörst, ins Licht.«

Nachdem *die Tochter* die Sätze gesprochen hatte, wollte *das abgegangene Geschwister* gerne ‚ins Licht' gehen, damit es da hinkommen konnte, wo sein Platz ist und wo es wirklich hingehört. Zum Abschied umarmten sich die Beiden nochmals sehr herzlich. Danach konnte *das abgestorbene Geschwister* den Raum verlassen.

Der vorab dazugestellte *Brechreiz* ging gleich mit und verabschiedete sich mit den Worten: »Jetzt werde ich nicht mehr gebraucht.«

Tochter: »Ich verspüre sofort eine körperliche Besserung, sobald die beiden den Raum verlassen haben. Mir ist jetzt warm und es kribbelt nicht mehr unter meiner Haut.«

Die zuschauende Mutter war durch die Aufstellung tief bewegt. Sie war sehr erleichtert, dass sich der Zustand ihrer Tochter gebessert hatte. Auch fühlte sie sich sehr berührt durch das aufgetauchte Thema des ‚abgegangenen Kindes' und beschloss, dieses Thema zu einem späteren Zeitpunkt durch eine ‚eigene' Aufstellung nochmals für sich selbst zu bearbeiten.

Die erklärte Absicht von Frau M., der Mutter, sich nochmals mit dem Thema zu beschäftigen, stabilisierte *die Tochter*, welche noch im Lösungsbild stand, während Frau M. sprach, sofort.

Unbetrauerter Abgang

Betrauert eine Mutter ein abgegangenes Kind nicht, macht dies u. U. stellvertretend ein Geschwisterkind.

Verstorbene Seelen gehören in ihre Welt.

Ich fühle mich immer gebläht

Frau H. empfand seit einiger Zeit ständig ein unangenehmes, heftiges Blähgefühl im Unterbauch, das auch nicht durch veränderte Ernährungsweise beeinflusst werden konnte. Das ‚Blähgefühl' blieb.

Durch die Aufstellung wollte Frau H. klären, ‚was speziell für den Darm zu lösen ist' damit die Blähungen verschwinden.

Aufgestellt wurden

- Frau H.
- Das, was zu klären ist und speziell für den Darm zu lösen ist
- Der Darm von Frau H.

später

- Vorfahrin von Frau H.
- Die Emotion Abwertung
- Die Hebamme
- Die Kirche

Aufstellungsverlauf

Der Darm empfand sich ‚als mit schwarzen Schlacken' gefüllt.

Das, was zu klären ist wollte endlich gelöst werden und machte durch anhaltende Blähungen, auf sich aufmerksam. Es tauchten intensive Emotionen der ‚Wertung' gegenüber Personen und Handlungen auf.

Im weiteren Verlauf der Aufstellung zeigte sich, dass den Beschwerden von *Frau H.* wohl ein karmisches (d. h. in einer ‚früheren', vorgeburtlichen Zeit von Frau H.) Thema zugrunde lag.
Wahrscheinlich lag die Ursache in einer Abtreibung, die aber nicht *Frau H.* vorgenommen hatte, sondern *eine weibliche Vorfahrin* von *Frau H.* Vermutlich war mit Kräutern abgetrieben worden, die noch symbolisch als schwarze Schlacken im Darm von *Frau H.* vorhanden waren.

74

Die Schwangerschaft war anscheinend schon weit fortgeschritten und sie gebar ‚etwas‘, das von der Hebamme mit Entsetzen als ‚Missgeburt‘ bezeichnet wurde.

Die Vorfahrin war jedoch nicht bereit, Verantwortung für das Geschehene zu übernehmen. Sie flüchtete sich aus ihrem Anteil der Verantwortung an der Abtreibung, indem sie sich als ‚verflucht‘ empfand und meinte: »Jemand anders hat mir das zugefügt.«

Die Anspannung löste sich erst auf, als *die Vorfahrin* zum einen bereit war, ihren Anteil der Verantwortung selbst zu übernehmen: »Ich wollte das Kind abtreiben« und zum anderen, indem sie das, was sie geboren hatte, als etwas sehr ‚Wertvolles‘ annehmen konnte. *Die Emotion der Abwertung* konnte sie daraufhin bei *der Hebamme* und *der Kirche* belassen.

Schon während der Aufstellung berichtete Frau H., die zuschaute, dass es heftig in ihrem Unterleib ‚rumorte‘.

Die Aufstellung ermöglichte es Frau H., zu erkennen, warum sie bisher nicht mehr schwanger wurde. Ein gesundes Kind hatte sie schon. Nun hatte sie anscheinend die Ängste ihrer Vorfahrin ‚übernommen‘ und panische Angst vor einer ‚Missgeburt‘ und der ‚Bewertung‘ durch ihre Umwelt.

Einen weiteren Lebensbezug erkannte sie auch zu ihrer jetzigen beruflichen Situation: »Jetzt weiß ich, warum ich manchmal Schwierigkeiten hatte, meinen Wert darzustellen und meine Arbeit zu einem angemessenen Preis zu verkaufen.«

Einige Wochen später berichtete Frau K. glücklich, dass ihre Blähgefühle völlig verschwunden waren.

In vielen Aufstellungen ist zu beobachten, dass **das Fehlen der Übernahme der Verantwortung** für eigenes Tun und Handeln anscheinend ein typisches Thema der ‚Neuen Zeit' ist und in der jüngeren Zeit gehäuft auftritt.

Die Bedeutung für den einzelnen liegt darin, die Passivität zu verlassen, die durch das Empfinden von Gefühlen der Ohnmacht und der Hilflosigkeit (»ich kann ohnehin nichts tun«) ausgelöst werden.

Es ist an der Zeit, dass die Menschen Ihren Weg beschreiten, heraus aus der Opferhaltung hin zu einer ‚aktiven' Rolle und Lebensgestaltung. Natürlich sollte dieser Weg keinesfalls ins andere Extrem, der Übernahme der negativen, destruktiven ‚Täter-Rolle' umschlagen.

Indem Selbstverantwortung übernommen wird, findet wieder eine Verbindung mit der **eigenen Macht** im positiven, kreativen Sinne statt. Der eigene Handlungsspielraum wird dadurch ungleich größer.

Oft nehmen Klienten noch während der Aufstellung mehr oder weniger heftige **Körperreaktionen** wahr, z. B. Kopfweh löst sich, die Galle meldet sich, Rückenschmerzen verschwinden, ...

Verdauungsprobleme

Frau S. (45 J.) wollte ihr Verdauungsprobleme lösen.

Aufgestellt wurden

- Frau S.
- Das, was gelöst werden muss, damit die Verdauungsprobleme verschwinden

später

- Der lebende Zwillingsbruder (der 1. Bruder von Frau S.)
- Das verstorbene Drillingsgeschwister (der 2. Bruder von Frau S.)

Aufstellungsverlauf

Frau S. massiert ihren Jochbeinbogen: »Es tut gut, dass er fest ist, er hält zusammen, gibt Sicherheit«.
Die Massage behinderte *Frau S.* jedoch beim Atmen, da die Hand dicht vor die Nase gehalten wird.

Frau S. steht rechtslastig, wie der schiefe Turm von Pisa.

Das, was gelöst werden muss hat die Hand vor dem Schambereich liegen. »Ich möchte tot sein.«

Diese heftige Aussage deutet daraufhin, dass es im Leben von Frau S. wahrscheinlich ein unverarbeitetes Ereignis gegeben haben muss.

Die Aufstellungsleiterin fühlte sich veranlasst, die Klientin Frau S. selbst zu befragen, ob sie zu dem Aufstellungsverlauf eine Assoziation hätte oder eine Information dazu geben könnte.

Frau S. berichtete daraufhin, dass sie ein Zwillingsgeschwister sei. Ihr wurde immer wieder erzählt, dass sie vier Tage lang nach ihrer Geburt um ihr Leben kämpfte. Giftstoffe waren aufgrund einer Niereneklapsie, einer schweren Ausprägung einer Schwangerschaftsgestose der Mutter, auf das Kind, Frau S., übergetreten.

Als weitere Intervention wird daraufhin *der Zwillingsbruder* von *Frau S.* in die Aufstellung aufgenommen. *Frau S.* nimmt ihn gar nicht wahr.

Das, was gelöst werden muss hält sich an der Blase: »Sonst breche ich zusammen.«

Im weiteren Prozessverlauf wird klar, dass *Frau S.* ursprünglich sogar ein Drilling war. Das 3. Geschwister blieb bisher unbekannt. Wahrscheinlich war es in einem noch sehr frühen Stadium der Schwangerschaft abgestorben. Das Herz von *Frau S.* war aber immer noch beim *verstorbenen 3. Geschwister.*

Frau S.: »Mir wird klar, dass wir zu dritt waren.«

An dieser Stelle wird *das verstorbene Drillingsgeschwister* von *Frau S.* ins Bild gestellt.

Frau S. wendet sich jetzt nur noch *dem verstorbenen Drillingsgeschwister* zu. *Den lebenden Bruder* nimmt sie nicht wahr.

Wie die Klientin, Frau S., an dieser Stelle berichtete, war ihr Verhältnis zu ihrem lebenden Bruder bisher nicht sehr eng gewesen.

Frau S. kann sich nur sehr langsam *vom verstorbenen Drillingsgeschwister* lösen. Sie fühlte sich für seinen frühen Tod verantwortlich: »Ich komme nicht damit zurecht, dass du tot bist und ich lebe.«

Das verstorbene Drillingsgeschwister: »Ich freue mich, wenn du lebst und etwas aus deinem Leben machst.«

Frau S. blickt erstmals zum *lebenden Bruder*: »Ich sehe dich.«

Im Schlussbild stehen *Frau S., der lebende Bruder* und *der verstorbenen Drillingsbruder* im Dreieck zueinander und sehen sich gegenseitig an: »Jetzt stimmt die Ordnung.«

Der lebende Bruder: »Ich habe seit langem das erste Mal das Gefühl, am richtigen Platz zu sein.«

Frau S.: »Mein Brustkorb wird leichter.«

Manchmal fühlen sich die Überlebenden **schuldig,** dass sie noch am Leben und die anderen tot sind. Oft wurden die Verstorbenen auch nicht ausreichend betrauert.

Der bewusste oder unbewusste **Verlust von Geschwistern** wirkt stark nach, insbesondere, wenn er noch nicht verwunden oder anders ausgedrückt, ‚verdaut' wurde.

Ich will das Sodbrennen loswerden

Herr K. (42 J.) litt seit langem an starkem Sodbrennen und fühlte sich dadurch in seiner Lebensqualität stark beeinträchtigt. Mit Hilfe einer Aufstellung wollte er seine Beschwerden loswerden.

Aufgestellt wurden

- Herr K.
- Das, was zu lösen ist

später

- Das, was beweint werden will
- Person, zu der die Last (symbolisch wurde ein Holznilpferd verwendet) gehört
- Das Gefühl des Klienten

Aufstellungsverlauf

Der Blick von *Herrn K.* ist auf *das, was zu lösen ist* gerichtet, während er darüber spricht: »Das, *was zu* lösen ist, ist dunkel und groß, zeigt seine Ellenbogen, ist aggressiv.«

Das, was zu lösen ist steht tatsächlich mitten im Raum und ‚spielt' sich gehörig auf: »Ich brauche Raum, bin rücksichtslos, etwas geht mir total auf den ‚Hammer'.«

Herr K.: »Das kommt in meiner Denke nicht vor.«

Das, was zu lösen ist: »Ich bin verbannt worden, dagegen wehre ich mich. Ich möchte über etwas Ungerechtes weinen.«

Die Aufstellungsleiterin nimmt eine Position, *das, was beweint werden will* hinzu.

Das was beweint werden will: »Ich habe extreme Schweregefühle in Schultern und Knien.« Sie nimmt eine schwere, schwarze Holzfigur (Nilpferd), um diese Schwere zu symbolisieren.

Das, was zu lösen ist: »Wenn d*as, was beweint werden will* das Nilpferd ablegt, wird es mir leichter.«

Herr K.: »Ich fühle mich wie ein Zuschauer im Theater.«

An dieser Stelle unternimmt die Aufstellungsleiterin eine weitere Intervention und nimmt einen weiteren Stellvertreter für *die Person, zu der die Last gehört* in die Aufstellung auf.

Herr K.: »Ich habe keinen Bezug zu *der Person*.«

Die Person: »Ich spüre Wut, Gewalt gegen *das, was zu lösen ist*, Kampfeslust, wie eine Art ‚Bruderzwist'. Es geht um Anerkennung.«

Das, was zu lösen ist: »Mir ist zum Kotzen. Ich fühle nichts.«

Nachdem die Aufstellung ins Stocken gerät, unternimmt die Aufstellungsleiterin einen Versuch und nimmt einen weiteren Stellvertreter, *das Gefühl* von Herrn K., in die Aufstellung mit auf.

Das Gefühl zieht sich sofort in eine Zimmerecke zurück und bezeichnet sich auf Nachfragen der Aufstellungsleiterin als ein ‚abgespaltenes Gefühl' des Stellvertreters.

Das Gefühl stellt sich in eine Ecke.

Herr K. druckst herum wie ein kleines Kind: »Ich bin abgeschirmt von meiner Lebenskraft.«

Das Gefühl: »Ich gehöre dazu. Ich bin schon lange missachtet worden.«

Im weiteren Prozessverlauf gelingt es, *Herrn K.* dazu zu bewegen, sein abgespaltenes *Gefühl* wieder anzunehmen und zu integrieren.

Herr K. meinte zum Schluss: »Jetzt fühlt es sich gut an.«

Es ist sehr wichtig, **unterdrückten Gefühlen** ihren richtigen Platz zu geben. Gelingt es nicht diese Gefühle zuzulassen (d. h. wird etwas Raumeinnehmendes unterdrückt), so kommt es seelisch und später körperlich z. B. zu dem Empfinden: **Mir brennt was auf der Seele.**

ORGAN: Leber

Erhöhte Gammaglobulinwerte

Frau M. (44 J.) kam zum Aufstellen, weil ihr Arzt erhöhte Gammaglobulinwerte[1] festgestellt hatte. Eine medizinische Erklärung wurde dafür bisher nicht gegeben. Sie war deshalb sehr besorgt und suchte, über eine Aufstellung Klarheit zu bekommen, was der Auslöser für die überhöhten Werte sein könnte.

Aufgestellt wurden

- Frau M.
- Die Ursache für die erhöhten Leberwerte

später

- Das Gammaglobulin

Aufstellungsverlauf

Die Ursache 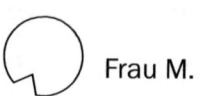 Frau M.

Frau M.: »Ich fühle mich unwohl, kribbelig, mag nicht zur *Ursache* schauen, bin unruhig.«

Die Ursache: »Ich will ans Licht, in die Sonne. Da fühle ich mich befreit, warm, wohl.«

---

[1] Gammaglobuline, man spricht auch von Antikörpern oder Immunoglobulinen, sind Proteine (Eiweiße) die als Reaktion auf bestimmte Stoffe gebildet werden. Sie stehen im Dienste des Immunsystems.

Das Gammaglobulin kommt dazu.

Das Gammaglobulin: »Ich finde schwierig einen Platz.«

Die Ursache: »Ich bekomme schwere Beine.«

Frau M.: »Ich muss weg, habe Fluchtgefühle.«

Das Gammaglobulin geht auf den brennenden Kamin im Zimmer zu, genießt die Wärme auf dem Bauch und hält sich die Hände über dem Unterleib, direkt über dem zweiten Chakra (u. a. Sitz des Themas Sexualität).

Im weiteren Verlauf der Aufstellung stellte sich heraus, dass die Klientin offenbar mit dem Schicksal ihrer Großmutter sehr stark verstrickt war.

Als junge Frau hatte die Großmutter in Berlin während des Krieges viel Übles, was Frauen wiederfahren war, mit angesehen.
Ihr selbst war zwar nichts wirklich Schlimmes passiert, dennoch waren die Ereignisse anscheinend so schrecklich für sie gewesen, dass sie ständig den Drang hatte, ihrer Umgebung davon zu erzählen. Damit wollte sie auf die Geschehnisse aufmerksam machen. Niemand mehr wollte nach dem Krieg jedoch davon hören. Alle versuchten, die Geschehnisse lieber zu verdrängen.

Um dennoch die Aufmerksamkeit zu bekommen, begann die Großmutter ihr eigenes Schicksal zu dramatisieren und sich so zu verhalten, als ob z. B. Vergewaltigungen ihr selbst passiert wären. Sie benahm sich als ‚Opfer‘.

Für die weiblichen Nachkommen in der Familie war es dadurch sehr schwierig, in ‚ihrem‘ Leben« zu einem ‚normalen‘ Umgang mit der Sexualität zu finden.

Wie die Klientin, Frau M., berichtete, meidet eine der Enkelinnen sogar komplett die intime Beziehung zu Männern und lebt lieber in einer Frauenbeziehung.

Sobald *Frau M.* die übernommenen Lasten (symbolisiert durch ‚Päckchen‘) zurückgegeben hatte und die Großmutter zugeben hatte, dass sie bereits vor dem Krieg kurze romantische Erfahrungen mit Männern erlebt hatte, entspannte sich fühlbar für alle Teilnehmer das gesamte Feld.

Im abschließenden Gespräch bemerkte die Klientin, Frau M., dass sie beschlossen hatte, in Zukunft ‚bewusster‘ auf ihre Leber zu hören.

Nachfahren tragen oft das Schicksal von Vorfahren.

Die Umgangsweise mit Sexualität, das Mann/Frau Verhältnis wird oft in der Ahnenreihe weitergegeben, manchmal auch in fast identischer Weise gelebt.

Meine Leber

Frau O. (47 J.) wollte etwas für ihre Leber tun.

Im ‚äußeren‘ Leben von Frau O. gab es keinerlei bekannte Stressfaktoren (z. B. übermäßigen Konsum von Alkohol, Krankheiten, andere Lebensweisen usw.)

Aufgestellt wurden

- Frau O.
- Das, was der Leber gut tut
- Die Leber

Aufstellungsergebnis

Der Aufstellungsprozess zeigte, dass es der Leber sehr schlecht ging. Sie war sehr erschöpft und war damit beschäftigt, ein altes abgespeichertes karmisches Erlebnis aufzuarbeiten, von dem Frau O. bisher keinerlei bewusste Kenntnisse besaß.

Ein Mann hatte sich in eine Frau höheren Standes verliebt. Als Zeitpunkt für das Ereignis konnte *das, was der Leber gut tut* nur sehr vage Angaben machen. Wahrscheinlich lag es aber einige hundert Jahre zurück, vielleicht zur Renaissancezeit. Der Familie der Frau war diese nicht ‚standesgemäße' Verbindung überhaupt nicht recht gewesen und ließ den jungen Mann ermorden. Er wurde Opfer eines Giftanschlages mit Mutterkorn.

Während *das, was der Leber gut tut* diese Geschichte erzählte, begann *Frau O.* heftig zu zucken und wand sich mit heftigen Krämpfen am Boden.

Die Leber als typisches Entgiftungsorgan hatte diese Begebenheit über Hunderte von Jahren nach dem tatsächlichen Ereignis noch gespeichert.

Die Klientin, Frau O., war vom Ergebnis der Aufstellung äußerst überrascht: »Ich hätte nie gedacht, dass das meine Leber in Stress versetzt.«

Köpersymptome können durch lange zurückliegende **karmische Erinnerungen** verursacht werden.

ORGAN: Haut [1]

Meine Hautabsonderungen sind mir in der Öffentlichkeit peinlich

Frau I. (38 J.) war es peinlich, dass ihre Handflächen manchmal Absonderungen ausschieden und diese wie verbrannt aussahen. Sie fühlte sich dadurch bei der Arbeit und öffentlichen Auftritten stark eingeschränkt.

Aufgestellt wurden

- Frau I.
- *Das, was zu lösen ist*, damit die Handflächen wieder ‚normal' werden

später

- Das, was Halt gibt (entpuppt sich im Aufstellungsverlauf als ‚Hampelmann')
- Die Traurigkeit

Aufstellungsverlauf

Das, was zu lösen ist fällt um und legt sich auf den Boden: »Ich habe keine Kraft.«

Frau I. schaut auf *das, was zu lösen ist*. »Ich fühle Schauer. Nun habe ich das Gefühl, ich muss aufs Klo und darf nicht. Ich spüre einen Krampf in den Fingern und habe keinen Bezug zu *dem, was zu lösen ist*. Ich beiße die Zähne zusammen.«

---

[1]   Die Haut ist das größte, schwerste und funktionell vielseitigste Organ des menschlichen Organismus. Sie dient der Abgrenzung von innen und außen (Hüllorgan), dem Schutz vor Umwelteinflüssen sowie der Kommunikation und Wahrung des inneren Gleichgewichtes.

Frau I. sieht aus dem Fenster: »Ich halte es schon noch aus.«

Das Verhalten von *Frau I.* wirkt wie das eines fünfjährigen Kindes. Deshalb befragt die Aufstellungsleiterin *Frau I.* an dieser Stelle, wie alt sie sich im Moment fühle. Hierauf gibt sie spontan das Alter von fünf Jahren an.

Die Klientin wird nach Assoziationen zum Aufstellungsverlauf befragt. Sie gibt die Information, dass sie als Kind öfters ‚in die Hose gemacht' hatte.

Das, was Halt gibt wird dazugestellt.

Frau I. lacht: »Endlich.«

Das, was Halt gibt hopst von einem Bein auf das andere: »Ich bin ein Hampelmann. Bein auf, Bein zu.«

Frau I.: »Das macht mich aggressiv.«

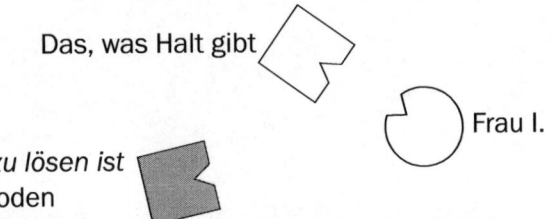

Das, was Halt gibt

Frau I.

Das, was zu lösen ist
liegt am Boden

Das, was Halt gibt sagt zu *Frau I.*: »Jetzt komm' bitte.«

Frau I. sehr wütend: »Ich mag kein Hampelmann sein. Ich habe so eine Wut.«

Das, was Halt gibt: »Es geht ganz einfach.«

Frau I.: »Ich fühle mich hilflos ausgeliefert.« Sie hält sich Augen und Ohren zu: »Ich will nicht da sein.«

Das, was Halt gibt: » Ich will, dass *das, was zu lösen ist,* mitmacht.«

Frau I.: »Ich will deine Stimme nicht hören.«

Das, was Halt gibt: »Sie rührt sich nicht. Sie ist wie ein Stock.«

Frau I. trotzig: »Ich will das nicht. Dagegen wehre ich mich.«

Das, was Halt gibt: »Mit der Art komme ich nicht klar.«

Frau I.: »Ich wollte, dass ihr mich so seht, wie ich bin. Deine Stimme ist ,zum Kotzen' für mich.«

Das, was Halt gibt: »Ich bin, wie ich bin. Ich wollte dich lustig haben.«

Frau I.: »Du bist nicht ehrlich. Das ist eine aufgesetzte Heiterkeit.«

Das, was Halt gibt: »So einen extrem ,faden' Menschen wie dich brauche ich nicht.«

Frau I.: »Ruhe!«

Das, was zu lösen ist dreht sich zu *Frau I.* Sie schauen sich an.

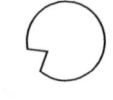 Frau I.

Das, was zu lösen ist

Frau I. spricht zu *dem, was Halt gibt*: »Danke. Du warst ein Muster, das geholfen hat, zu überleben. Ich danke dir.«

Das, was Halt gibt: »,Harlekin sein' ist etwas, was ich gespielt habe und wollte es nicht.«

Frau I.: »Ich bin traurig, weil du mir den Rücken zuwendest.«

Das, was Halt gibt: »Ich wollte ein friedvoller Freund für dich sein.«
Das, was zu lösen ist: »Ich hatte bisher keine Kraft. Wenn du mir einen Platz gibst, kann ich mit dir gehen.«

Frau I.: »Es erfordert von mir viel Kraft, von Innen nach Außen zu gehen.

Jetzt kann ich *das, was zu lösen ist* spüren. Die heitere Maske fällt. Darunter spüre ich Traurigkeit. Ich spüre es zum ersten Mal.«

Das, was zu lösen ist: »Wenn du so redest, kann ich dir viel geben.«

Frau I.: »Ich spüre ein Meer von Traurigkeit.«

Es wird ein weiterer Stellvertreter ins Bild genommen, *die Traurigkeit.*

Die Traurigkeit: »Ich bin traurig und süß zugleich. Ich fühle Kraft in den Händen. Sie muss ehrlich kommen. Es wirkt, als ob die Hände besondere Kräfte haben (heilende Hände).«

Im Schlussbild stehen alle, *die Traurigkeit, das, was zu lösen ist* und *Frau I.,* zusammen im Kreis und umarmen sich.

Frau I.: »Es ist das, was ich immer gesucht habe.«

Hinter etwas **Lustigem** verbirgt sich oft etwas sehr **Trauriges.**

Werden in einer Aufstellung Stellvertreter unvermittelt nach einer Zahl gefragt, so machen sie üblicherweise spontan eine Angabe. Die Zahl benennt meistens ziemlich genau die **Altersphase,** zu der die ‚momentan empfundenen Gefühle' der Stellvertreter gehören.

‚**Trotz und Widerstand**' sind Phasen und Gefühlsmuster, die in Aufstellungen immer wieder auftauchen und häufig zu beobachten sind.
Manche Menschen verhalten sich im Erwachsenenalter in bestimmten Situationen immer noch stark nach Mustern, die in ihrer Kindheit geprägt wurden. Oft wurden diese **Muster** als notwendige ‚Überlebensmuster' gewählt. Im Erwachsenenleben stehen sie jedoch der eigenen Entwicklung sehr im Weg. Außerdem erzeugen diese Verhaltensweisen im aktuellen Umfeld für gewöhnlich starke Irritationen.

Um frei von der unbewussten Musterwahl zu werden, ist es wichtig, das Muster **zu erkennen** und zu **würdigen.**

Die Hautrötungen auf meiner Nase stören mich extrem

Frau N. (38 J.) litt sehr darunter, dass in bestimmten Situationen am rechten Nasenflügel intensive Hautrötungen auftraten. Gerade, wenn sie sich in der Öffentlichkeit befand, fühlte sie sich dadurch in ihrem Selbstvertrauen sehr stark beeinträchtigt.

Die Aufstellung zeigte, dass *das Körpersymptom* auf eine Verhaltensweise der Klientin aufmerksam machte.

Die Rötungen traten immer dann auf, wenn sich *Frau N.* um Dinge kümmerte, die sie nichts angingen.

Langsam erkannte sie im Aufstellungsprozess, wann sie wirklich Verantwortung zu übernehmen hatte und wie es sich dagegen anfühlte, wenn ihr die Verantwortung übergeben, bzw. übertragen wurde.

Frau N. lernte zu unterscheiden, ‚wie es sich anfühlte‘, wenn etwas tatsächlich ihre eigene Angelegenheit war und sie dann entsprechend auch ‚mit dem Herzen‘ dabei sein konnte.

Zum Schluss meinte die zuschauende Klientin, *Frau N.*: »Ich hab jetzt verstanden, dass ich meine Nase nicht in anderer Leute Sachen stecken sollte.«

Manchmal ist während einer Aufstellung für eine bestimmte Verhaltensweise, ein passender Spruch aus dem **Volksmund** präsent, der dann sehr genau eine tiefere Wahrheit beschreibt.

Meine Haut brennt

Frau S. (38 J.) bekam seit ihrer Kindheit immer wieder, ‚brennende‘ Hautstellen, die sie sehr stark ‚juckten‘.

Durch eine Aufstellung wollte sie erfahren, worauf sie diese Symptome aufmerksam machen wollten.

Aufgestellt wurden

- Frau S.
- Das, was zu klären ist, damit die Haut nicht mehr brennt
- Das Hautjucken

später

- Ahnin von Frau S. (Hebamme)
- Potenzial von Frau S.

Aufstellung

Durch die Aufstellung stellte sich heraus, dass die Symptome offenbar auf ein altes, ungelöstes karmisches Ereignis aufmerksam machten. Das Thema wurde als Information über die Jahrhunderte hinweg, in den Zellen der Ahnenreihe von *Frau S.* gespeichert. Von jeder Mutter wurde es an die Tochter weitergegeben: Eine Frau in der Ahnenreihe von Frau S. war anscheinend ‚in einer früheren Zeit‘ verbrannt worden.

Wie *die Ahnin* ‚erfühlte‘, war sie wahrscheinlich als Hebamme tätig gewesen und hatte den Menschen geholfen, eigenverantwortlich und selbstbestimmt ihr Leben zu gestalten.

Nach wie vor war *die Ahnin* überzeugt davon, damals das Richtige getan zu haben. Jedoch kollidierte ihre Arbeit mit den Normen der damaligen Zeit und war dann an eine ‚höhere‘ Machtinstanz verraten worden.

Ihr kamen während des Aufstellungsprozesses Erinnerungen wie: »Es war Mittelalter, es gab Männer mit Kapuzen, ich habe authentisch gelebt. Es war wichtig, was ich gemacht habe, ich bin dafür gestorben. Ich wurde vorgeführt. Es war eine machtvolle Tätigkeit. Die letzte Frau der ich geholfen habe, wurde gefoltert und dadurch wurde ich verraten. Es wurde gesungen, ich fühlte mich hilflos. Das Singen hat mich hilflos gemacht. Ich hatte immer Angst, dass es gleich losgeht und ich verbrannt werde. Diese Angst war das Schlimmste.«

Durch die weitere Aufstellungsarbeit stellte sich schließlich heraus, dass *Frau S.* sich in ihrem ‚jetzigen‘ Leben bisher nicht getraut hatte, das zu machen, was ihren Fähigkeiten entsprach: »Ich habe mich nicht getraut, mein Potenzial zu nutzen.«

Der Stellvertreter, der für *das Potenzial von Frau S.* in die Aufstellung mit aufgenommen wurde, drückte dies so aus: »Mich juckt es, wenn ich mich vernachlässigt fühle.«

Das ursprüngliche Symptom von Frau S. (Jucken der Haut) kann u. a. so gedeutet werden: Es wollte Frau S. auf ihre schlummernden, ungenutzten Fähigkeiten aufmerksam machen.

Nachdem durch die Aufstellung die verschiedenen Aspekte der Beschwerden von *Frau S.* gesehen und benannt wurden, sagte diese: »Für mich ist es jetzt gut. Das Feuer ist gelöscht. Ich musste nur verstehen, warum ich gebrannt habe und wer mich verraten hatte.«

Über die Arbeit mit Stellvertretern kann in einer Aufstellung sehr gut und sehr schnell geklärt werden, ob ein **karmisches Thema** als Ursache für körperliche Beschwerden in Frage kommt.

Indem man den Stellvertretern z. B. die simple Frage stellt: »Liegt der Ursprung **(Lebensalter des Klienten)** Jahre – oder länger – zurück?« Meist können die Stellvertreter dann sehr genaue Angaben machen.

Die Stellvertreter können in der Regel auch sehr gut unterscheiden, ob das Thema mit einem karmischen Ereignis oder mit der Ursprungsfamilie zu tun hat.

Alte **karmische Erlebnisse** werden in den Zellen abgespeichert und können durch aktuelle Ereignisse reaktiviert werden.

Wie bringe ich meine Hautwarzen zum Verschwinden?

Herr Sch. (42 J.) wollte wissen, was geklärt werden muss, damit seine Hautwarzen am Oberbauch verschwinden.

Aufgestellt wurden

- Herr Sch.
- Das, was zu klären ist

später

- Das Fehlende
- Der Rückhalt

93

Aufstellungsverlauf

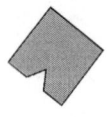

Das, was zu klären ist

Herr Sch.

Herr Sch.: »Mich juckt es am Arm. Mir ist es unangenehm. Ich bin neugierig.«

Das, was zu klären ist: »Ich habe Schauer. Ich fühle mich unwohl in meiner Haut.« Versucht, sich die Haut abzustreifen. »Ich bin unruhig, etwas fehlt.«

Das Fehlende wird dazugestellt.

Das, was zu klären ist: »Das ist neu.«

Herr Sch.: »Es juckt nicht mehr, es wird ruhiger. Ich bin beruhigt.«

Das, was zu klären ist umhüllt *das Fehlende.* Beide umarmen sich.

Herr Sch.: »Es tut mir gut, dies zu sehen. Ich habe aber noch das Gefühl, ich hänge in der Luft. Es fehlt mir jemand, der zu mir steht.«

Es wird *der Rückhalt* dazugestellt. Er stellt sich hinter *Herrn Sch.*

Herr Sch.: »Jetzt geht es mir richtig gut.«

Ressourcenorientiertes Arbeiten

Für den Heilungsprozess ist oft entscheidend, zu erkennen, bzw. zu erspüren, was eine wichtige **Ressource (Kraftquelle)** darstellen kann.

Warum habe ich Schuppenflechte?

Herr M. (39 J.) litt seit langem unter Schuppenflechte. Sein äußeres Bild bereitete ihm Unbehagen und er fühlte sich im freien Umgang mit anderen Menschen oft unwohl. Er erhoffte sich durch eine Aufstellungsarbeit, die seelischen Ursachen seiner Krankheit zu verstehen.

Aufgestellt wurden

- Herr M.
- Das, was gelöst werden muss, damit die Schuppenflechte geht

später

- Die Ursache für die Trennung von Herrn M. und dem, was gelöst werden muss
- Die Schuppenflechte
- Die Ehefrau
- Das dahinter Verborgene
- Das Fehlende (das, was Herrn M. fehlt, um seine Dinge selbst regeln zu können)

Aufstellungsverlauf

Herr M. ist unruhig. Er hat *das, was gelöst werden muss* im Blick: »Die Unruhe ist schon lange da.«

Das, was gelöst werden muss ist leicht zappelig, wohlgesonnen. »Wenn er spricht, werde ich müde. Ich bin nicht die Schuppenflechte, ich bin ein nicht gesehener Teil. Schon seit der Kindheit werde ich nicht mehr gesehen. Wir kommen nicht richtig zusammen.«

Herr M.: »Ich fühle mich hingezogen und will *das, was gelöst werden muss* aber nicht.«

Ein weiterer Stellvertreter, der die *Ursache für die Trennung von Herrn M.* und *dem, was gelöst werden muss* repräsentiert, wird in die Aufstellung mit aufgenommen.

Das, was gelöst werden muss dreht sich um: »Die Leichtigkeit ist weg.«

Herr M. über *die Ursache*: »Ich will das nicht sehen.«

Die Ursache: »Es ist ein Machtspiel. Ich habe *Herrn M.* und *das, was gelöst werden muss* unter Kontrolle. Es geht um das Thema ‚Herausforderung‘.«

Das, was gelöst werden muss: »Ich fühle mich wie ein kleiner Junge, der weggeschubst wird.«

Auf Nachfrage der Aufstellungsleiterin gibt *das, was gelöst werden muss* sein Alter als zwischen fünf bis sechs Jahren an.

Um *Herrn M.* zu unterstützen, wird ein weiterer Stellvertreter in die Aufstellung genommen, *das, was dem Klienten M. fehlt, um seine Dinge selbst regeln zu können.*

Das Fehlende: »Ich kann mit der Herausforderung umgehen.«

Die Ursache: »*Herr M.* begreift noch nicht, dass er nicht mehr der Kleine ist. Ich habe keine wirkliche Macht. Es geht auch um das Machtspiel zwischen Eltern und Kind. Mir gefällt es hier.«

Das, was gelöst werden muss: »Für mich ist es beklemmend. *Die Ursache* stört mich.«

Die Ursache: »Ich fühle mich wie Vater oder Mutter. Ich kann die Bewegungsfreiheit von *Herrn M.* einschränken.«

Herr M.: »Ich will gar nicht zu *dem, was gelöst werden muss.*«

Die Ursache: »*Herr M.* gibt mir Macht. Ich könnte ihn gar nicht hindern.«

Um den Lösungsweg weiter voranzubringen, wird die ‚Krankheit', also *die Schuppenflechte* dazu genommen. Die Stellvertreter wissen zu beginn nicht, was diese Position repräsentieren soll, um ein besonders neutrales Spüren zu ermöglichen.

Die Ursache: »Ich bin nicht von ihm, *Herrn M.* kreiert, aber er akzeptiert die Grenzen. Ich bin jedoch ein Luftschloss.«

Herr M. steht immer noch kraftlos da und schafft es nicht, *die Ursache* wegzuschicken; er lässt sich nach wie vor von ihr ‚terrorisieren'.

Das, was gelöst werden muss, wütend und zornig, wendet sich an *Herrn M.*: »Es wäre eigentlich sein Job, aber er wird lieber krank.«

Herr M.: »*Die Schuppenflechte* ist attraktiver.«

Die Ursache stellt sich zwischen *Herrn M.* und *die Schuppenflechte*: »Das ist eine Konkurrenz für mich.«

Die Schuppenflechte: »Gut.«

Die Ursache: »Es ärgert mich, dass ich abgeschrieben bin.«

Herr M.: »Ich habe kein Interesse an *dem, was gelöst werden muss.*«

Nachdem *Herr M.* an dieser Stelle offen bekundet hat, kein Interesse an *dem, was gelöst werden muss,* zu haben, scheint die Aufstellung, an diesem Punkt nicht zu einer Lösung kommen zu können.

Nun wird durch eine weitere Intervention versucht, *Herrn M.* aus seiner Lethargie zu reißen, indem ihm eine neue Position, *die Ehefrau* zur Seite gestellt wird. Zu Beginn wird erstmal nicht erläutert, was die neue Position darstellt.

Herr M. schaut zur *Ehefrau*: »Ist auch interessant. Die neue Position und *die Krankheit* haben jedoch nichts miteinander zu tun.«

Nun wird den Anwesenden die Funktionen von den zwei neuen Positionen erklärt.

Herr M.: »Die Benennung von den zwei letzten dazugekommenen Positionen ändert nichts.«

Da im Aufstellungsverlauf immer noch kein wirklicher Fortschritt zu beobachten ist, liegt die Vermutung nahe, dass evtl. eine sogenannte ‚Doppelbelichtung‘ *der Schuppenflechte* vorliegen könnte, d. h. es wäre möglich, dass sich hinter ihr noch ein ‚anderes‘ zusätzliches Thema verbirgt.

Zur Überprüfung der Vermutung, taucht ein weiterer Stellvertreter für *das dahinter Verborgene* hinter *der Schuppenflechte* auf. Die übrigen Stellvertreter werden darauf nach ihren jeweiligen Reaktionen und Empfindungen befragt.

Herr M. betrachtet *das dahinter Verborgene*: »Da sind zwei Sachen.«

Das dahinter Verborgene: »Mein Hals ist zugeschnürt. Ich will weg.«

Herr M.: »Es ist o.k. wenn es weggeht.«

Das dahinter Verborgene: »Ich habe etwas damit zu tun, es ist aber zu eng. Ich bin ein Teil von ihm.«

Herr M.: »*Das dahinter Verborgene* interessiert mich nicht wirklich.«

Das, was gelöst werden muss: »Ich bin immer noch freundschaftlich.«

An dieser Stelle bietet die Aufstellungsleiterin dem Klienten an, selbst in die Aufstellung zu treten.

Herr M. (hier der Klient selbst) dreht sich zu *dem, was gelöst werden muss* um: »Ich fühle mich so nicht wohl. Ich will mit *dem, was gelöst werden muss* Kontakt aufnehmen.« Er geht darauf zu.

Das, was gelöst werden muss: »Er ist zu schnell. Wenn er so kommt, muss ich ihn wieder wegschicken.«

Auch die Zuschauer haben das Gefühl, dass die Annäherung des Klienten an *das, was gelöst werden muss* eher eine Vernunftreaktion mit viel ‚Wollen' gleicht, nicht aber ‚mit ganzem Herzen' durchgeführt wird.

Herr M. (Klient) zu *der Ursache*: »Wer bist du und wo gehörst du hin?«

Die Ursache: »Ich bin keine Person. Ich bin eine Art Eigenschaft, Freude zu stören, eine Art Pausenclown.«

Das, was gelöst werden muss: »*Die Ursache* ist penetrant.«

Herr M. (Klient): »Mir war nicht klar, dass du mir im Weg stehst.«

Die Ehefrau stellt sich neben den Klienten als Kraftquelle.

Die zuschauende Ehefrau nickt. Sie kennt diese Rolle.

Das, was Herrn M. fehlt, um die Dinge selbst zu regeln, wird hinter ihn gestellt.

Das Fehlende: »Da ist kein Rückgrat. Es ist alles weich. Ich komme nicht wirklich ran. Er muss sich gerade hinstellen und *die Ursache für die Trennung* wegschicken.«

Der Klient versucht *die Ursache* mit der Stirn wegzudrängen. Es wirkt jedoch eher belustigend.

Die Aufstellung wird an dieser Stelle abgebrochen.

Das, was gelöst werden muss: »Der Klient ist nur zu 25% da.«

An dieser Stelle wird die Aufstellung erst mal beendet. Es ist ersichtlich, dass der Klient im Moment hier nicht weitergehen will. Manchmal ist noch nicht die Zeit, alle Schritte zur endgültigen Lösung eines Themas zu bearbeiten, sondern besser dem Klienten Zeit für neue Handlungsimpulse zu geben.

Einige Tage nach der Aufstellung gab der Klient die Rückmeldung: »Bei mir ist einiges in Bewegung gekommen. Ich bin gespannt.«

Einige Klienten wollen **verstehen,** warum sie krank geworden sind, sind aber noch nicht an einer Lösung interessiert.

Manchmal verbirgt sich ein zweites Thema hinter einem Thema. Man nennt dies auch **Doppelbelichtung.**

Das Ende der Aufstellung
Je nachdem, wie weit die Seele ist, ist es sinnvoll, die Aufstellung zu einem Thema an einem bestimmten Punkt zu beenden und zu einem späteren Zeitpunkt bei Bedarf und ernsthaftem Lösungswunsch weiterzuarbeiten.

Die **Seele** hat ihr **eigenes Tempo.**

Ausgeschlossene Teile wollen integriert werden. Oft geht es dabei um den Zugang zu Gefühlen. Das eigene Gefühlsspektrum wird dadurch kompletter.

Neurodermitis

Die Tochter (17 J.) hatte seit dem Babyalter Neurodermitis. Besonders schlimm waren die Symptome, als sie sich von ihrem ersten Freund trennte. Mutter und Großmutter litten ebenfalls unter Neurodermitis. Die Mutter wollte für ihre Tochter arbeiten, da die Erkrankung ihre Tochter sehr im Kontakt mit anderen hemmte und sie beruflich unsicher auftreten ließ.

Aufgestellt wurden

- Die Tochter
- Das, was zu lösen ist, damit die Neurodermitis geht

später

- Die weibliche Linie (Vorfahrinnen)

Aufstellungsverlauf

Sobald beide Positionen aufgestellt waren sagte *das, was zu lösen war*: »Sie passt nicht. Das ist der falsche Mann.«

Der zuschauenden Mutter fiel ihr eigenes Thema wie Schuppen von den Augen: Auch ihre Mutter mäkelte früher ständig an ihren Männerbeziehungen herum.

Die Aufstellung zeigte, dass *die Tochter* ein Thema an die weibliche Linie zurückgeben musste. Die Frauen wurden von den Vorfahren, ihren jeweiligen Müttern, seit Generationen bei deren Männerwahl mit viel Missgunst betrachtet. Nie konnte es eine Tochter Recht machen.

Der ausgesprochene Satz *der Tochter*: »Ich lasse eure Einschätzung, Meinung und Bewertung bei euch, das war eure Sache«, brachte sofortige Änderung.

Die Tochter fühlte sich umgehend freier. Plötzlich zeigte sich auch eine sehr wohlwollende Kraft, die bisher nicht sichtbar war. Die Kraft der Vorfahren stand ihr nun zur vollen Verfügung. Dies war ganz neu für sie. Es war ihr nicht einmal bewusst gewesen, dass bisher nur Kritik gekommen war. Sie kannte es einfach nicht anders. Es war für sie ‚normal' gewesen.

Eltern klären für ihre Kinder

Mütter und Väter können sehr gut für ihre kleinen und auch älteren Kinder arbeiten.

Gerade bei **Körpersymptomen** und **Verhaltensauffälligkeiten** bewirken Aufstellungen oft sofortige Veränderungen. Manchmal verschwinden sie umgehend und komplett.

Lipome oder was macht mich wirklich verrückt?

Frau O. kam mit folgendem Anliegen zur Aufstellungsarbeit: Ihr Ehemann hatte sehr viele Lipome. (Eine Schwellung im Fettgewebe unter der Haut). Sie mochte ihn deshalb nicht berühren. »Das macht mich ganz verrückt« sagte sie.

Aufstellungsergebnis

Die Aufstellung zeigte, was sie wirklich verrückt machte. In Wirklichkeit ging es gar nicht um ihren Ehemann. Die Lipome erinnerten vielmehr indirekt daran, dass sie sehr gerne etwas Eigenes schaffen wollte. Bisher investierte sie ihre Zeit und Arbeitskraft voll in den Betrieb ihres Mannes. ‚Etwas Eigenes zu schaffen', hatte sie sich bisher versagt. Dies bedrückte sie schon lange.

Tatsächlich stand für Frau O. vorrangig das Thema Selbstverwirklichung an. Ihre geheime Sehnsucht war, mit einem eigenen Projekt Geld zu verdienen. Ihre eigenen Wünsche und geheimen Sehnsüchte hatte sie lange Zeit vernachlässigt. Es stand an, dass sie sich selbst wieder spüren und auch anerkennen musste, was sie selbst ausmachte.

Nachdem alle Aspekte benannt wurden und auch ‚das Eigene' seinen Platz gefunden hatte, bemerkte der Stellvertreter von Frau O. zum Schluss: »Jetzt macht mir auch alles andere wieder Spaß. Mir jucken die Füße. Ich will jetzt loslegen.«

Wenn der Ausdruck ‚**Mich macht das verrückt**' fällt, ist es oft ein Hinweis darauf, das etwas am falschen Platz steht. Etwas wurde ‚im wahrsten Sinne des Wortes vom angemessenen Platz ‚ver-rückt'.

ORGAN: Galle

Warum habe ich immer wieder Gallensteine?

Frau I. (47 J.) kam zum Aufstellungstermin, da bei ihr mehrere Gallensteine diagnostiziert wurden. Das Anliegen war zunächst: »Ich will über die Ursache Bescheid wissen, warum sich Gallensteine bilden.«

Um einer nachhaltigen Lösung mehr Raum zu geben, wurde der Arbeitsauftrag an die Aufstellung nach längerem Verhandeln geändert in: »Das zu lösen, was gelöst werden muss, damit die Gallensteine nicht mehr auftreten.«

Aufstellungsverlauf

Der Aufstellungsprozess verlief in zwei Etappen.

Das erste Thema war: Umgang mit Machtinstanzen.

Für die Klientin ging es letztendlich darum, ihren ‚eigenen' Platz im Leben zu finden und auch einzunehmen. Es war an der Zeit, den Ausstieg aus einer, für Außenstehende nicht nachvollziehbaren Ohnmachtshaltung zu vollziehen, die sie immer wieder als Reaktion auf aktuelle Situationen zeigte. Sie befand sich anscheinend in einer Art ‚Bann' einer ‚fremden' Macht.

Das zweite Thema war: Klärung der Tochter-Mutterbeziehung.

In diesem weiteren Schritt der Aufstellung zeigte sich, dass die Hinbewegung zu ihrer Mutter unterbrochen war. Durch eine intensive Prozessarbeit war schließlich eine friedvolle, emotional sehr bewegende Annäherung möglich. Sowohl bei Stellvertretern, als auch bei der anwesenden Klientin selbst, flossen dabei sehr viele Tränen.

Die Klärung der Beziehung zu ihrer Mutter lag der Klientin, Frau I., besonders am Herzen, da sich in ihrer eigenen Mutter-Tochter-Beziehung (sie war selbst Mutter einer Tochter) bereits parallele Verhaltensweisen zeigten.

Manchmal steht man regelrecht im **Bann** eines Themas und kommt selbst nur schwer heraus. Auch alte **Gelübde** können sich sehr heftig auswirken.

Die Entwicklungsschritte **von Ohnmacht zu Macht** zu gelangen zeigen sich immer wieder: Es beginnt mit der Erkenntnis, dass man eigene Macht abgegeben hat und jemand anderem Macht gibt.
Es ist wichtig, dies zu erkennen und die Verantwortung dafür zu übernehmen. Dadurch ist es möglich, aus der Ohnmacht den Weg in die eigene Macht und damit Selbstermächtigung zu finden und letztendlich kraftvoll den eigenen Platz einzunehmen und darauf sicher zu stehen.

Will jemand nur verstehen, warum er krank ist, besteht oft noch keine Bereitschaft für Lösungsschritte. Lösungsangebote werden dann unter Umständen nicht angenommen oder sogar abgewehrt.

ORGAN: Ohr

Tinnitus

Frau M. (52 J.) hatte vorwiegend nachts, wenn sie eigentlich zur Ruhe kommen wollte, sehr starke Ohrgeräusche. Sie wollte aufklären, um was es dabei ging.

Aufgestellt wurden

- Frau M.
- Das, auf was der Tinnitus aufmerksam machen will

später

- Das, was noch fehlt (innere Mitte, Ruhe)

Aufstellungsverlauf

Frau M.: »Ich fühle mich schwer und bin sprachlos.«

Das, auf was der Tinnitus aufmerksam machen will: »Mich wirft nichts um, bin fröhlich, alles ist toll, mir ist alles egal. Ich bin eine kindliche Frohnatur.«

Frau M.: »Ich fühle mich von der Fröhlichkeit ausgeschlossen.«

Das, auf was der Tinnitus aufmerksam machen will nähert sich *Frau M.*

Frau M.: »Das gefällt mir. Es wärmt mich richtig.«

Das, auf was *der Tinnitus* aufmerksam machen will: »Ich lebe im Hier und Jetzt.«

Frau M.: »Bei mir muss alles geplant und überlegt sein.«

Die Aufstellungsleiterin nimmt noch einen Stellvertreter hinzu für *das, was noch fehlt.* Ersteinmal weiß niemand, was er darstellt. Seinen eigenen Empfindungen nach bezeichnet sich die neue Position ‚als ruhender Pol, als Ruhe und innere Mitte‘.

Das, auf was der Tinnitus aufmerksam machen will: »Ich will gesehen anerkannt, gewürdigt, gelebt werden.«

Frau M.: »Ich habe Angst vor zu viel Leichtigkeit, aber sie fehlt mir. Ich habe Angst, dass d*as, was noch fehlt* weggeht.«

Das, was noch fehlt: »Ich bin eine Grundenergie, die immer da ist.«

Frau M. wendet sich an *das, was noch fehlt*: »Ich brauche dich und *das, auf was der Tinnitus aufmerksam machen will.* Ihr beide seid mir wichtig, dann kann ich mich fallenlassen.«

Ausgeschlossene Gefühle

Sobald die Leichtigkeit ihren Platz hat, tritt Ruhe ein. Zugang zum inneren Ruhepol, zur inneren Mitte, ist dann möglich.

ORGAN: Schilddrüse

Die Schilddrüse funktioniert nicht mehr richtig

Seit der ersten Schwangerschaft funktionierte die Schilddrüse von Frau H. (46 J.) nicht mehr richtig. Eventuell hing auch ihr extremes Übergewicht damit zusammen. Ihr Arzt hatte ihr zum Ausgleich die Einnahme von Hormonen verordnet.

Aufgestellt wurden

- Frau H.
- Die Schilddrüse

später

- Der wirkliche Grund für die Schilddrüsenprobleme
- Die Härte
- Das Weiche

Aufstellungsverlauf

Frau H. wendet sich zur *Schilddrüse*: »Das will ich nicht.«

Die Schilddrüse: »Ich will nicht weg, auch wenn sie mich nicht mag. Ich mache meine Arbeit gut.«

Frau H.: »Ich habe Groll und bin sehr aggressiv. Ich empfinde sie als falsch, unehrlich, nicht wohlwollend.«

Hier wird ausgetestet, ob *Frau H.* wirklich *die Schilddrüse* meint, oder ob es vielleicht eine Verwechslung oder ‚Doppelbelichtung' gibt, da *Frau H.* offensichtlich eine ganz falsche Meinung über *die Schilddrüse* hegt.

Die Schilddrüse: »Ich merke, wie wichtig ich bin. Mit sehr vielem bin ich vernetzt. Ich habe eine Schlüsselfunktion.«

Frau H. weiterhin stur: »Ich mag sie nicht.«

Die Schilddrüse jetzt ärgerlich: »Mach was du willst. Ich bekomme, was mir nicht gehört. Meine Arbeit mache ich gut. Ich bekomme etwas im Hintergrund ab.«

Nachdem die Schilddrüse den deutlichen Hinweis gegeben hat, dass im Hintergrund noch ‚etwas‘ anderes wirkt, nimmt die Aufstellungsleiterin für diese Position einen weiteren Stellvertreter ins Bild, als wirklichen Grund für die Schilddrüsenprobleme.

Der wirkliche Grund für die Schilddrüsenprobleme positioniert sich vor der Schilddrüse: »Ich bin eine mächtige Person, männlich, habe mit Krieg zu tun, trage einen Helm und könnte zu Zeiten von Kaiser Wilhelm gelebt haben.«

Die Schilddrüse: »Ich bin der zweite Schalthebel.« Sie wendet sich ab und geht weg.

Der wirkliche Grund für die Schilddrüsenprobleme: »Wenn die Schilddrüse geht, ist mein Kopfweh weg. Ich bin der Oberschalthebel. Ich habe unwahrscheinlich viel Macht. Ich habe unwahrscheinlich viel Macht über Menschen und entscheide, ob es ihnen gut geht oder ob sie hungern.« Steht breitbeinig da: »Ich habe Macht über Leben und Tod. Ich werde kleiner, wenn man sich mit mir beschäftigt.«

Frau H. schaut ungläubig: »Wie?«

Der wirkliche Grund für die Schilddrüsenprobleme: »Ich bin kampflustig.«

Frau H.: »Ich soll mich mit dem wirklichen Grund für die Schilddrüsenprobleme beschäftigen? Ich will aber nicht. Er nervt mich.«

Der wirkliche Grund für die Schilddrüsenprobleme: »Es ist nicht gesund, wenn ich so mächtig bin.«

Frau H.: »Ich möchte das Spielchen beenden.« Sie will ihn wegschicken.

Der wirkliche Grund für die Schilddrüsenprobleme bleibt stehen und reagiert nicht auf *Frau H.:* »Ich gehöre dazu.«

Frau H.: »Ich sehe keinen Sinn im Spiel.«

Der wirkliche Grund für die Schilddrüsenprobleme: »Ich bin da, um zu zeigen, wo du hingehst und wo nicht. Ich weiß, was man nicht macht. Ich bin hart. Ich habe keinen Zugang zum meinem weichen Teil. Es geht nur um Sieg oder Niederlage.«

Die Aufstellungsleiterin nimmt hier 2 weitere Stellvertreter ins Bild, *die Härte* und *das Weiche*.

Die Härte und *das Weiche* werden hinter *Frau H.* dazu gestellt.

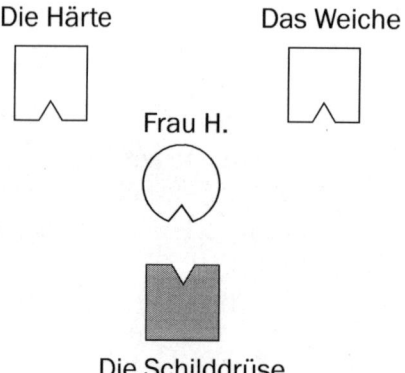

Die Härte   Das Weiche

Frau H.

Die Schilddrüse

Frau H.: »Jetzt geht es mir besser. *Das Weiche* habe ich immer vermisst. Nun muss ich mich nicht wehren. Ich war nur mit *der Härte* verbunden. Es stellt sich ein Gleichgewicht ein. Ich ordne *die Schilddrüse* jetzt anders ein. Mir dämmern neue Sichtweisen. Es wird fatal, wenn ich zu vehement, rigoros und fest bin. Ich denke, ich habe ein sehr vehementes

Auftreten. Es wird nicht lange gefackelt.
Jetzt ist es gut. Jetzt gibt es ein Gleichgewicht.«

Manchmal werden **Verhaltensweisen** und **Lebenseinstellungen** von Vorfah-ren übernommen. In Extremfällen verursacht dies sogar Körpersymptome.

BEWEGUNGSAPPARAT: Rücken, Glieder

Körperliche Verspannungen

Frau L. (43 J.) litt an heftigen körperlichen Verspannungen. Sie war Geschäftsfrau und Mutter eines kleinen Sohnes. Sie hatte viel Arbeit und Umsatz, aber ihr blieb fast kein Gewinn übrig.

Im ersten Aufstellungsbild stand die Stellvertreterin von Frau L. ganz verschraubt da. Es zeigte sich, dass an ihr eine alte weibliche Vorfahrin zog. Diese hatte den Glaubenssatz: »Man muss hart buckeln, um sein Leben zu bewältigen.«

Sie gönnte der Nachfahrin erst einmal nicht, dass sie ihr Leben anders bewältigte. Als es klar wurde, dass die Haltung – krumm und buckelig im Leben zu stehen – aus der weiblichen Linie übernommen war, konnte die Stellvertreterin plötzlich gerade stehen. Sie hatte keine Schmerzen mehr.

Übernommene Haltungen von Vorfahren können den eigenen Lebensstil stark prägen.

Ich kann mich kaum noch bewegen

Herr O. – ein ehemals sehr erfolgreicher Geschäftsmann – lebte und arbeitete seit 25 Jahren im Oberrheinischen. Der gebürtige Schwabe litt an heftigen Rückenschmerzen (Morbus Bechterew).

Er hatte seine Firma vor einigen Jahren verkauft und war viel gereist.

Seine kinderlos gebliebene Ehe wurde zwischenzeitlich getrennt und sein Geld ‚crashte‘ fast komplett an der Börse. Nun versuchte er seit längerem, sein Wohn- und Geschäftsgebäude zu verkaufen. Doch bisher fand er keinen Käufer. Irgendwie ging nichts vorwärts. Auffällig war, dass auch Vorbesitzer und Unternehmer des Grundstückes an extremen Rückenschmerzen und Morbus Bechterew litten. Zum Teil waren sie sogar völlig unbeweglich geworden.

Es wurde für ihn ‚das was gelöst werden musste, damit er wieder erfolgreich agieren konnte‘, aufgestellt.

Aufstellungsergebnis

Während der Aufstellung zeigte sich sein anstehendes Thema: Es war, sich zu ‚spüren‘ und mit offenem Herzen zu leben.

Als Haupthemmung für den erfolgreichen Verkauf des Grundstücks zeigten sich während der Aufstellung alte historische Ereignisse, die sich auf dem Grundstück wahrscheinlich zugetragen hatten. Es tauchte das Thema ‚Schwabenkinder‘ auf.

Wie der Klient während der Aufstellung auf Rückfrage berichtete, liegt das Grundstück in einem ehemaligen Sumpfgebiet. Er hielt es durchaus für möglich, dass früher viele Torfstecherkinder dort gearbeitet hatten und auch früh verstarben. Diese Kinder waren wahrscheinlich sog. Schwabenkinder.[1]

---

[1]   Information: Im 19. Jahrhundert wurden Kinder aus armen Großfamilien häufig von Südtirol nach Schwaben verkauft, die dann als billigste Arbeitskräfte eingesetzt wurden und unter einfachsten Bedingungen leben und arbeiten mussten. Oft verstarben sie früh.

Das aufgetauchte Thema, das Leiden der Kinder, berührte *Herrn O.* sehr stark. Nach einiger Zeit konnte er sein Herz wieder spüren und voll Liebe zu den Kindern blicken.

Nach der Aufstellung meinte Herr O. selbst: »Jetzt kann ich es anpacken und alles regeln.«

Interessanterweise berichtete der Klient im Nachhinein, dass er in der Vergangenheit schon sehr häufig Kinderprojekte unterstützt hatte. Sein Herz wurde schon immer vom Schicksal notleidender Kinder besonders berührt.

Manche Themen und Körperprobleme können darauf zurückgeführt werden, dass **Resonanzen zu früheren Ereignissen auf dem bewohnten Grundstück** bestehen.

Manchmal wirken sich die in der Vergangenheit liegenden Geschehnisse sogar auf jeden späteren Besitzer oder Bewohner aus – solange, bis das Thema gesehen und gelöst ist.

Unspezifische Gliederschmerzen

Eine Mutter stellte stellvertretend für ihren 16-jährigen Sohn auf. Er hatte unspezifische Gliederschmerzen und wurde schon seit längerem mit Cortison behandelt.

Aufgestellt wurden

- Der Sohn
- Das, um was es bei der Krankheit geht

später

- Der Täter
- Das Opfer

Aufstellungsverlauf

Es stellte sich heraus, dass die Krankheitssymptome an eine sehr lang zurückliegende Tat erinnerten. Das Ereignis musste in der Ursprungsfamilie stattgefunden haben. Es musste sehr schlimm und brutal gewesen sein. Vielleicht wurde dabei sogar ein Kind getötet.

Dies bestätigte *der Täter,* der im Aufstellungsverlauf dazugestellt wurde mit den Worten: »Ich war brutal.« Er hatte jegliches Empfinden ausgeschaltet. »Ich wollte es nicht spüren.«

Nach längerer Prozessarbeit konnte *der Täter* schließlich sagen: »Ich übernehme die Verantwortung für mein Handeln.«

Nachdem der Stellvertreter des Sohns bewusst und voll Mitgefühl auf das Thema schaute und zum Opfer sagte: »Ich sehe dich und dein Schicksal, aber ich kann nichts tun, es ist nicht meine Sache« wurde er ruhig. Nun konnte er gelassen und kraftvoll in seine Richtung schauen.

Das An- und Aussprechen eines Themas

Die beschriebene Aufstellung zeigt einen typischen Wandlungsablauf: Sobald das eigentliche Thema gesehen und angesprochen wird, beruhigen sich die Körpersymptome oder lösen sich sogar auf. Manchmal verschwinden sie zeitgleich beim zuschauenden Klienten. Manchmal aber braucht der Klient noch Zeit, die Wirkung zuzulassen.

Ich möchte mich wieder bewegen

Frau L. (54 J.), eine Klientin mit der Diagnose Multiple Sklerose (MS), saß schon seit einigen Jahren im Rollstuhl. Sie wollte wissen, was zu klären ist, damit sie sich wieder bewegen kann.

Bei der Formulierung ihres Anliegens fiel besonders auf, dass ihre Gesichtszüge sehr verkniffen und der Gesichtsausdruck sehr verbittert war.

Aufstellungsergebnis

Die Aufstellung zeigte sehr deutlich, dass die Klientin sich nicht getraute, ‚ihr Leben zu leben‘, aufgrund einer starken Verbundenheit der Klientin mit einer verstorbenen Seele. Diese musste für sie eine Art Zwillingsseele sein.

Erst nachdem diese ‚verstorbene‘ Seele der Klientin versicherte, dass sie sich freuen würde, wenn sie etwas aus ihrem Leben machte und sie nichts davon hätte, wenn es ihr schlecht ginge, beschloss die *Stellvertreterin der Klientin*, sich um ihr eigenes Leben zu kümmern.

Plötzlich tanzte die *Stellvertreterin von Frau L.* mit dem Leben und es stellte sich sehr viel Leichtigkeit ein.

Der Klientin liefen beim Zuschauen die Tränen herunter.

Während des anschließenden Kursverlaufes entspannten sich ihre Züge immer mehr und sie verließ das Seminar mit einem strahlenden Gesicht voller Leben.

Eine starke **Verbundenheit mit verstorbenen Seelen** verhindert das eigene Leben zu leben. Nach Aufstellungen und einer Verabschiedung der beherbergten Fremdenergien ist bei Klienten oft eine völlig veränderte, sehr entspannte Mimik und ein friedvoller **Gesichtsausdruck** zu beobachten.

Rückenschmerzen

Während eines mehrtägigen Aufstellungsseminars litt ein Teilnehmer offensichtlich unter starken Rückenschmerzen. Er machte auffällig viele Verrenkungsbewegungen. Erst am zweiten Tag konnte er sich dazu durchringen, zu diesem Thema, vor dem er anscheinend Angst hatte, eine Aufstellung zu machen.

Aufstellungsergebnis

Als symptomverursachendes Thema zeigten sich Seelenanteile *seiner verstorbenen Großmutter*, die an seinem Rücken verhaftet waren.

Nachdem der *Stellvertreter* unter Tränen die Sätze »Ich lebe und du bist tot« und »dein Platz ist jetzt woanders« und »du hast einen großen Platz in meinem Herzen« ausgesprochen hatte, konnte *die Großmutter* sich komplett verabschieden.

Nach der Aufstellung nahm der Klient ohne ständige Dehnungs- und Einrenkungsbewegungen weiter am Seminar teil.

Es kommt häufig vor, dass **Seelenteile an der Wirbelsäule** hängen und die Ursache von unerklärlichen Rückenschmerzen sind.

Rückenprobleme

Herr S. (47 J.) hatte seit einem Jahr fast ständig Rückenschmerzen. Bisher gab es auch keine medizinische Erklärung dafür. Er wollte sich bewusst werden, was er auf seelischer Ebene tun könnte, damit die Schmerzen verschwinden.

Aufstellungsergebnis

Die Aufstellung zeigte, dass es für Herrn S. nötig war, ein altes Trauma zu klären.

Im ersten Bild stand der Stellvertreter des Klienten mit eiskalten, abgestorbenen Händen da. Er wirkte mehr tot als lebendig.

Während der Aufstellung stellte sich heraus, dass ein Zwillingsgeschwister im Mutterleib (während seine Mutter mit ihm schwanger war) verstorben war. Dies verursachte starke Schuldgefühle beim Klienten und war die Ursache dafür, dass der Klient sich nicht traute, richtig zu leben, bzw. ‚das Leben zu nehmen'.

Nach längerem Prozess beteuerte der verstorbene Zwilling: »Ich werfe dir nichts vor. Ich freue mich, wenn du lebst und etwas aus deinem Leben machst.« Nun konnten sich die Beiden angemessen voneinander verabschieden.

Daraufhin begannen die Hände des Stellvertreters intensiv zu kribbeln. Die blaue Farbe wich einem rosa Hautton.

Der Stellvertreter von Herrn S. meinte: »Jetzt geht es mir einfach gut. Es passt.«

Der zuschauende Klient war sehr berührt und zog sich erst einmal zurück, um alles zu verarbeiten.

Die Erfahrung zeigt, dass das Thema ‚**abgestorbener Zwilling**' meist einige Zeit und Aufmerksamkeit benötigt, um angemessen verarbeitet zu werden. Die Überraschung und Betroffenheit beim Erkennen und Benennen des Themas sind meist groß.

Meine Rückenschmerzen sind so stark, dass ich kaum noch arbeiten kann

Herr W., der chronisch starke Rückenschmerzen hatte, war kaum noch in der Lage seiner Arbeit nachzugehen. Auffällig waren außerdem seine leidvolle Mimik und die extrem herabhängenden Mundwinkel.

Wie er berichtete, hatte er kein leichtes Leben hinter sich. Als Ältester musste er für seine Geschwister bereits in jungen Jahren die Verantwortung übernehmen, nachdem seine Eltern kurz hintereinander verstorben waren.

Aufgestellt wurden

- Herr W.
- Das, was ihm im Rücken hängt (entpuppte sich als drei Seelenan-haftungen)

später

- Eine Kraftquelle (Ressource)
- Die Zukunft (etwas Neues)

Aufstellungsverlauf

Sofort nach Aufstellungsbeginn wurde es eisig kalt im Raum. Der Stell-vertreter des Themas, *das, was ihm im Rücken hängt,* verfolgte *Herrn W.* penetrant. Die Atmosphäre im Raum war, spürbar für alle Teilnehmer des Seminars, sehr belastend.

Nach einiger Prozessarbeit und intensiven Befragen *von dem, was ihm im Rücken hängt* (»Wer oder Was bist Du?«) zeigte sich das ‚eigentliche‘ Thema – das, worum es wirklich geht.

Das Rückenthema stand stellvertretend für drei verstorbene Seelen (‚Seelenanhaftungen‘): Vater, Mutter und eine früh verstorbene Schwes-ter der Mutter. *Die Seelenanhaftungen* machten durch die Beschwerden auf sich aufmerksam und wollten vom Stellvertreter des Klienten, *Herrn W.,* ins Licht geschickt werden. Dazu reichte die Kraft des geschwächten *Herrn W.* nicht mehr aus. So wurde ihm eine *Kraftquelle* zur Stärkung im Rücken aufgestellt.

Dialogausschnitte von *Herrn W.,* dem Stellvertreter:

Herr W.: »Nun bin ich dem gewachsen. Jetzt habe ich die Kraft für Neues. Jetzt merke ich erst, dass ich eine Zeitlang versuchte, ja ernsthaft meinte, Halt an den Seelen zu finden. Ich hatte da wohl etwas verwechselt.«

Seine Zukunft (etwas Neues) wird dazugestellt.

Herr W.: »Jetzt hab ich Herzklopfen vor Freude. Das Alte verblasst, mein Blick geht jetzt nach vorne. Noch bin ich etwas wackelig. Der Rest von etwas verschwindet langsam. Es ist nicht mehr bedrohlich.«

Herr W. umarmt *das Neue.*

Herr W.: »Jetzt fühlt es sich leichter an. Ich kann wieder lachen. Ich werd' lernen, mich wieder richtig freuen zu können. Ich kann's noch nicht glauben, dass es so einfach geht.«

Zum Ende der Arbeit hatte sich die Mimik des Klienten total verändert. Er war sichtlich entspannt.

Verstorbene Seelen

Im Unbewussten ‚meinen‘ manche Menschen irrigerweise **verstorbene Seelen** gäben Halt.

Sie verwechseln da etwas. Dadurch gehen sie sehr geschwächt durchs Leben und wissen oft nicht, wo sie wirklichen Halt finden.

Kälte im System macht oft auf Verstorbene aufmerksam.

Sind Lösungen immer nur schwer zu erarbeiten?
Es ist ein Paradoxon. Wenn in einer Aufstellung schnell und einfach ein Problem gelöst wird, ist es oft am schwierigsten für den Klienten die Lösung anzunehmen.
»Ich kann es nicht glauben, dass es so einfach ist«, ist dann eine typische Reaktion oder »ich verstehe es nicht ...«

Das Neue ist möglich, sobald ein Änderungsschritt vom Klienten gewagt wird.

BEWEGUNGSAPPARAT: Fuß, Beine

Schlaganfall: Ich will wieder laufen

Herr K. (60 J.) konnte sich nur noch mit Rollstuhl bewegen, nachdem er vor drei Jahren einen Schlaganfall erlitten hatte. Er wollte verstehen, welches Thema sich dahinter verbirgt.

Er gab, nach kurzem Dialog, den Auftrag an die Aufstellung: »Was muss gelöst werden, damit ich wieder laufen kann?«

Aufgestellt wurden

- Herr K.
- Das, was zu lösen ist

später

- Der Stiefvater
- Das Laufen

Aufstellungsverlauf

Im ersten Bild war *Herr K.* auf seine Weise sehr glücklich. Er befand sich in dem ‚Zustand des endlosen Falls‘.

Herr K.: »Ich falle und es ist wie ein Rausch. Ich habe keine Angst aufzuschlagen.«

Das, was zu lösen ist blendete er völlig aus. Er wollte es auch gar nicht sehen.

Der zuschauende Klient war von der Aufstellung sehr berührt; es flossen Tränen.

Erst als *das Laufen* als Perspektive dazugestellt wurde, begann *Herr K.* sich umzuschauen und etwas anderes wahrzunehmen.

Das, was zu lösen ist entpuppte sich als Thema aus der Kindheit.

Der Klient gab nun folgende Information: Er war von seinem Stiefvater viele Jahre geschlagen und misshandelt worden.

Nun wurde *der Stiefvater* dazugestellt. Man merkte *Herr K.* an, dass er noch sehr viel Angst vor seinem *Stiefvater* hatte.

Herr K. war regelrecht gebannt von *dem, was zu lösen ist* und konnte nicht mehr wegschauen.

Erst nachdem er folgenden Satz zum *Stiefvater* sagte: »Die Verantwortung für dein Handeln lass' ich bei dir. Ich war nur ein Kind,« konnte er sich von *dem, was zu lösen ist* abwenden und sich *dem Laufen* zuwenden.

Das Laufen entgegnete ihm: »Die Entscheidung liegt bei dir. Ich wäre gerne wieder mit dir zusammen.«

Herr K. verließ den Kurs tief bewegt.

Traumatische Erlebnisse aus der Kindheit können heftige Körpersymptome im Erwachsenenleben verursachen.

Meine Beine oder die Angst vor den eigenen Möglichkeiten

Frau L. (35 J.), eine Frau mit Heilfähigkeiten, litt unter sehr vielen Körpersymptomen, vor allem aber hatte sie Wasser in den Beinen. Gerade, wenn sie Heilarbeit für andere leistete, wurde sie selbst oft krank. Wie sie berichtete, konnte sie ihre Fähigkeiten nicht in dem Maße umsetzen, wie sie es sich vorstellte.

Die erarbeitete Aufstellungsfrage für Frau L. lautete: »Warum habe ich soviel Angst vor meinen Möglichkeiten?«

Aufgestellt wurden

- Frau L.
- Die eigenen Möglichkeiten

später

- Ein Lehrer

Aufstellungsverlauf

Im ersten Bild der Aufstellung war zu erkennen, dass *Frau L.* große Angst vor *den eigenen Möglichkeiten* hatte.

Frau L. sagte dazu: »Ich traue mich nicht.«

Im Laufe des weiteren Aufstellungsprozesses konnten alte, in einem früheren Leben geschehene Ereignisse als mögliche Ursache gefunden werden.

Frau L. konnte zugeben: »Ich habe die Kraft vor langer Zeit einmal missbraucht und etwas falsch gemacht. Es hat mich damals das Leben gekostet.«

Nachdem die ‚früheren Ereignisse' bewusst geklärt wurden, beschloss *Frau L.* erleichtert: »Jetzt lebe ich ein neues Leben.«

Sie ging langsam auf *ihre eigenen Möglichkeiten* zu und meinte erfreut: »Das alles ist so wunderbar.«

Die eigenen Möglichkeiten wollten noch Gewissheit haben über ihre Absichten und fragten sie: »Wie wirst du mit uns umgehen?«

Frau L. antwortete darauf: »Ich werde mein Bestes geben.«

Den eigenen Möglichkeiten gefiel es so noch nicht ganz: »Deine Demut fehlt mir noch.«

Daraufhin wurde *Frau L. ein Lehrer* zur Seite gestellt, der versuchte, ihr den verantwortungsvollen Umgang mit *ihren eigenen Kräften* zu vermitteln.

Es zeigte sich jedoch, dass sie dieses Wissen bereits gut in sich verankert hatte. Da ihr jedoch die Erdung fehlte und sie nicht richtig verwurzelt war, konnte *Frau L.* dieses Wissen nicht nutzen.

Im Verlauf der weiteren Prozessarbeit kam die ‚eigentliche' Ursache für die Angst der Klientin vor *ihren eigenen Möglichkeiten* zum Vorschein: Sie war mit einer Beinfehlstellung (Klumpfuß) zur Welt gekommen. Kurz nach der Geburt war die ‚Fehl'stellung der Beine mit einen Eingriff an der Achillessehne korrigiert worden. Offensichtlich war diese Operation für sie als Säugling ein großer Schock gewesen.

Die angeborene körperliche Fehlstellung verhinderte Bodenkontakt und Erdung von *Frau L.* Sie fühlte sich ‚nach oben' sehr offen, aber ihr fehlten die Erdung ‚nach unten' sowie Selbstvertrauen.

Auf den ersten Blick wirkte es so, als ob sie als Säugling geplant hätte, mit dieser Einschränkung auf die Welt zu kommen um diese aus einer begrenzten Perspektive wahrzunehmen. Ein starker Widerwille sich zu ändern, war erst mal zu spüren.

Im Schlussbild der Aufstellung sagte *Frau L.*: »Die Zellen haben gelitten, jetzt füllen sie sich. Ich kann jetzt Dinge zur Erde bringen.«

Zusätzlich drückte sie ihre aktuellen Empfindungen noch in einem ‚Baumbild' aus: »Ich bin groß und habe eine große Krone, bekomme aber nicht genügend Nährstoffe. Der Baum müsste dringend umziehen und auf fruchtbarer Erde wurzeln ...«

Ereignisse in früheren Leben blockieren manchmal eine erfüllte Lebensgestaltung und das Einsetzen eigener Fähigkeiten. Manchmal sind sie die Grundlage für Lernprozesse und Erfahrungen im jetzt und hier.

Wie bekomme ich meinen Fersensporn wieder los?

Frau M. (41 J.) litt seit drei Monaten unter einem Fersensporn am rechten Fuß. Dieser bereitete ihr so starke Schmerzen, dass sie zeitweise kaum noch auftreten konnte. Eine herkömmliche medizinische Lösung, d. h. eine Operation, konnte bisher nicht herbeigeführt werden. Sie schien ihr zu risikoreich.

Aufgestellt wurden

- Frau M.
- Das, was zu lösen ist, damit der Fersensporn verschwindet

Aufstellungsverlauf

Frau M. steht auf dem linken Fuß: »*Das, was zu lösen ist* macht mich nervös.«

Das, was zu lösen ist tigert herum: »Ich bin knallhart und trage etwas auf den Schultern, was da nicht hingehört. Ich will es ganz scharf sagen: Schau endlich! Nur dann ändert sich etwas! Ich mache auf etwas aufmerksam.«

Frau M.: »Ich neige dazu, nicht hinzuschauen. Es wird massiver. Mir gruselt vor etwas.«

Das, was zu lösen ist stellt sich hinter *Frau M.*: »Ich war vor 38 Jahren relevant.« (Hinweis: Das würde im Alter von 3 Jahren bedeuten.) »Etwas klebt an mir, wie eine verstorbene Kinderseele.«

Auf Nachfragen der Aufstellungsleiterin berichtet die Klientin, dass in der Familie von einem Abgang eines Geschwisters nichts bekannt war. Nie erklärt wurde von den Eltern, warum alle Geschwister einmal ohne ersichtlichen Grund längere Zeit in Kur geschickt wurden.

Das, was zu lösen ist fordert nach obigem Dialog ungeduldig: »Ich will endlich erlöst werden. Lass du es dir gut gehen! Meinen Segen hast du.«

Frau M.: »Ich erkenne, du gehörst gar nicht zu mir. Ich lasse dich dahingehen, wo du hingehörst. Ich kann jetzt leichter meinen Weg gehen. Die Schwere ist weg. Ich könnte springen. Nun habe ich gute Aussichten. Ich fühle mich lebendig.«

Nach der Aufstellung machte die Klientin noch folgende Bemerkung: »Das Klebrige habe ich immer als Massage wahrgenommen.«

Von **Frühgeburten, Abgängen, Abtreibungen** erzählen Mütter meist den Kindern nichts. Diese bekommen es jedoch unbewusst mit.

Für jeden ist es wichtig, zu wissen, wie viele Geschwister er hat und wo er in der Geschwisterreihenfolge seinen Platz hat.

Brennende Füße

Frau T. (48 J.) klagte, dass sie immer wieder unter ‚brennenden Füßen' zu leiden hatte.

> Die Aufstellung zeigte, dass das Brennen der Füße den Zweck hatte, sie auf eigene Themen aufmerksam zu machen. Ihre Beschwerden setzten offensichtlich immer dann ein, wenn sie die Heilkraft ihrer Hände in bestimmten Situationen nicht einsetzte, obwohl sie ‚im Außen' gebraucht wurde.

Es ist zu beobachten, dass in jüngerer Zeit sehr viele Menschen über Körpersymptome auf ihre besonderen Fähigkeiten (z. B. Heilfähigkeiten) aufmerksam gemacht werden, die in ihnen brach liegen und ‚gerne genutzt werden möchten'.

Nelson Mandela sagte dazu: »*Die größte Angst ist **die Angst vor der eigenen Kraft**.*« Wird der Kontakt zur eigenen Stärke hergestellt, verstehen die Menschen oft nicht mehr, warum sie vorher soviel Angst hatten.

Mit Aufstellungen kann sehr schnell und auf achtsame Weise der Zugang ‚zur eigenen Kraft' hergestellt werden.

BEWEGUNGSAPPARAT: Kopf/Nacken

Warum habe ich Migräne?

Herr N. (39 J.), der seit seinem ersten Schultag ein bis zweimal pro Woche Migräne hatte, wollte wissen: »Was ist zu klären, damit ich frei von Migräne bin?«

Aufgestellt wurden

- Herr N.
- Die Migräne

später

- Der Persönlichkeitsanteil (des siebenjährigen) Jungen

Aufstellungsergebnis

Sehr schnell zeigte sich in der Aufstellung, dass ein Ereignis in der Kindheit des Klienten mit der Migräne zusammenhing.

Ein Persönlichkeitsanteil des Klienten hatte sich ,abgespalten' und war in seiner Entwicklung ,stehen' geblieben.

Für diesen Teil wurde ein weiterer Stellvertreter dazu genommen, der sein Alter sogar auf sieben Jahre benennen konnte.

Der Persönlichkeitsanteil von *Herrn N.* als siebenjähriger setzte sich und sagte: »Ich bin bald nicht mehr da.«

In diesem Fall war die Lösung: Der erwachsene, 39-jährige *Herr N.* musste sich mit seinem ,siebenjährigen' *Persönlichkeitsanteil* verbinden.

Sobald die angemessene Vereinigung stattfand, verließ *die Migräne* fluchtartig den Raum.

Der Klient war sehr überrascht, wie schnell und ‚einfach' die Lösung erfolgte.

Manchmal stellen **sehr kurze Aufstellungen** mit den einfachsten Lösungen die größte Herausforderung an den Klienten dar.

Manchmal ist die Lösung so simpel, dass man sich schwer tut, sie auch wirklich anzunehmen.

Oft sind Widerstände zu überwinden, wie zum Beispiel
»Ich kann es nicht ...«
»Darf ich es ...?«
»Ist es wirklich so einfach ...?«
»Ich kann es nicht glauben ...«
»Jetzt hatte ich so lange ein Problem damit, und das soll's nun gewesen sein!«

Der anhaltende Spannungskopfschmerz beeinträchtigt mich

Frau A. (40 J.) kam zum Aufstellungstermin, um ihren Spannungskopfschmerz (Migräne), an dem sie bereits seit ihrer Kindheit litt, zu lösen.

Aufgestellt wurden

- Frau A.
- Das, was an Spannung zu lösen ist

später

- Das, wo ,das, was an Spannung zu lösen ist' hingehört
- Das abgespaltene Gefühl
- Vorfahren
- Die Zukunft

Aufstellungsverlauf

Sofort, zu Beginn der Aufstellung, stellt sich bei *Frau A.* Gänsehaut ein. Sie schwankt: »Ich will gar nicht hinschauen, möchte weggehen. Die Haare am Kopf stellen sich auf. Meine Haarwurzeln sind wie Nadeln.«

Das, was an Spannung zu lösen ist sagt über *Frau A.*: »Ich habe keine Beziehung zu ihr. Ich gehöre zu einer anderen Person.«

Daraufhin wird *das, wo ,das, was an Spannung zu lösen ist' hingehört* dazugestellt. Sofort bewegt sich *das, was an Spannung zu lösen ist* in Richtung des neuen Elements. Dies will aber lieber weg.

Frau A.: »Es geht mir besser. Wenn die beiden näher kommen, stellt es mir sofort die Haare auf.«

Das, was an Spannung zu lösen ist berichtet auf Befragen der Aufstellungsleiterin: »Es geht um das Schicksal eines Kindes.«

Das, wo ,das, was an Spannung zu lösen ist' hingehört ist extrem erschöpft: »Ich habe keine Kraft in den Beinen.«

Das, was an Spannung zu lösen ist: »Ich fühle mich jetzt gesehen.«
»Ich weiß nicht, ob *Frau A.* etwas mit mir zu tun hat. Ich weiß nicht, warum sie wegläuft.«

Frau A.: »Mich zieht es in die Ferne.«

Das, wo ,das, was an Spannung zu lösen ist' hingehört schätzt: »Ich bin was Altes, evtl. eine Vorfahrin vor langer Zeit, vor 100 - 200 Jahren.«

Das, was an Spannung zu lösen ist: »Sie schaut, als ob sie mich nicht erkennt, dabei müsste sie mich kennen. Es waren Kriegszeiten und es geht um ein Kind.«
Sie geht auf *das, wo ,das, was an Spannung zu lösen ist' hingehört* zu.

Das, wo ,das, was an Spannung zu lösen ist' hingehört meint: »Eigentlich könnte ich gehen, aber ich bin festbetoniert. Ich bin völlig gefühllos.«

Das, was an Spannung zu lösen ist: »Ich bin ausgeschlossen und der Grund in der Familie, vor dem alle flüchten.«

Das, wo ,das, was an Spannung zu lösen ist' hingehört vermutet: »Vielleicht habe ich etwas abgespalten.«

Daraufhin wird *das abgespaltene Gefühl* dazugestellt.

Das, was an Spannung zu lösen ist: »Der Bruder hat sich an ihr vergriffen.«

Frau A. erschauert bei diesen Worten: »Er hat die Vorfahrin geschwängert.«

Das abgespaltene Gefühl: »Ich fühle nichts Besonderes.«

Frau A.: »Ich fühle mich ohnmächtig. Ich möchte weit wegschauen und habe kalte Schauer.«

Offensichtlich hatte Frau A. die Handlungs- und Reaktionsunfähigkeit gegenüber bestimmten Ereignissen von ihrer Vorfahrin übernommen. Sie verspürte einen starken Druck auf ihren Augen.

Nachdem Frau A. ,das Übernommene' zurückgegeben hat (symbolisch mit Kissen) an *das, wo ,das, was an Spannung zu lösen ist' hingehört*, berichtet sie: »Es wird mir sofort ,leichter'.«

Das, wo ,das, was an Spannung zu lösen ist' hingehört bemerkt: »Ich muss die Sachen noch etwas weiter hinter mich zurückgeben.«

Die Position gibt symbolisch einige Kissen hinter sich zu *ihren Vorfahren,* die schnell dazugestellt werden, zurück und eines zu *dem, was an Spannung zu lösen ist* und sagt. »Jetzt kann ich gehen.«

Frau A.: »Mir wird es beim Zuschauen abwechselnd warm und kalt.«

Die Zukunft wird dazugestellt.

Die Zukunft deutet auf Frau A.: »Ich bin offen für sie.«

Frau A. reagiert noch unschlüssig.

Daraufhin meldete sich *das, was zu Spannung zu lösen ist* nochmals zu Wort: »Ich habe ein Kissen zu wenig erhalten.«

Frau A. gibt ein weiteres Kissen zurück und wendet sich sofort darauf *der Zukunft* mit den Worten zu: »Jetzt kann ich meinen Weg gehen.«

Manchmal prägen **Themen der Vorfahren und deren Schicksal** stark die Lebensgestaltung der Nachkommen. Die eigenen Möglichkeiten und Chancen werden nur eingeschränkt gesehen und wahrgenommen. Die Verstrickung mit fremdem Schicksal prägt (unbewusst) das eigene Verhaltensspektrum.

Das Hinzustellen der **Zukunft** und die Wahrnehmung des ‚eigenen Weges‘ motivieren zu neuen Handlungsimpulsen.

133

Mir sitzt etwas im Nacken

Frau K. (39 J.) hatte das Gefühl, dass ihr ständig etwas im Nacken sitzt. Sie wollte wissen, was es war und das damit verbundene Thema klären.

Aufgestellt wurden

- Frau K.
- Das, was im Nacken sitzt

später

- Das, was die Stellvertreterin so steif macht
  (entpuppt sich als abgegangenes Geschwisterchen)
- Geschwisterreihe

Aufstellungsverlauf

Frau K.

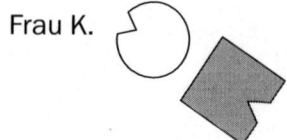

Das, was im Nacken sitzt

Frau K. berichtet: »Ich habe Herzklopfen, ich mag die Nähe zu *dem, was im Nacken sitzt* nicht.«

Frau K. versucht wegzugehen.

Das, was im Nacken sitzt: »Für mich ist das ein Spiel.«

Frau K.: »Es ist unmöglich, wie sie grinst. Es ärgert mich schrecklich.«

Das, was im Nacken sitzt: »Ich will ihr etwas entlocken. Ich will, dass sie lächelt.«

Frau K. schaut böse: »Sie bringt mich zur Weißglut.«

Das, was im Nacken sitzt: »Es macht mir Spaß, sie hochkochen zu lassen.«

Frau K.: »Ich kann mich schlecht freuen.«

Das, was im Nacken sitzt: »Ich hätte gerne ein Lächeln.«

Frau K.: »Ich hätte gern Spaß und Lebendigkeit. Ich beneide dich um deine Leichtigkeit.«

Das, was im Nacken sitzt: »Ich lade dich ein. Ich will mit dir schäkern.«

Frau K.: »Das Zappeln geht mir an die Nieren, macht mich verrückt. Meine innere Ruhe ist mir wichtig.«

Das, was Frau K. so steif macht wird dazu gestellt. Es entpuppt sich als ein Geschwisterchen, einem abgegangenen Kind der Mutter.

Das, was Frau K. so steif macht sagt zu Frau K.: »Ich hab mich ins Falsche reingehängt. Ich gehöre zur Mutter. Ich will, dass du ins Leben gehst.«

Als weiteren Lösungsschritt veranlasste die Aufstellungsleiterin, *Frau K.* die ‚unerlöste' Seele des *Geschwisters* (bzw. d*as, was Frau K. so steif macht)* in Licht zu schicken.

Bei *Frau K.* stellte sich sofort eine Veränderung ein: »Ich kann jetzt die Freude annehmen.«

Zum Abschluss der Aufstellung wurde nochmals die Geschwisterreihe aufgestellt. *Frau K.* konnte nun einen guten und angemessenen Platz in ihrer Geschwisterreihe einnehmen.

Verstorbenes Geschwister

Früh oder auf unerwartete Weise verstorbene Seelen finden oft den Weg ‚ins Licht‚ nicht. Ein abgegangenes Geschwister hängt im obigem Beispiel der Schwester als ‚nicht ins Licht gegangene Seele‘ im Nacken.

Mein Atlas

Einige Menschen finden heraus, dass ihr oberster Halswirbel, der Atlas, in einer Rotationsfehlstellung steht. Dies kann von Geburt an so sein oder durch einen Unfall verursacht worden sein.

Rückenmark, verschiedene Hirnnerven und Nervenbahnen sind so einem Dauerdruck ausgesetzt. Es können dadurch psychische Probleme verursacht werden. Ebenso können diverse körperliche Folgebeschwerden entstehen, wie Nackenverspannungen, Bandscheibenvorfall, Migräne, Wirbelsäulenverkrümmung (Skoliose), Beckenschiefstand, Hexenschuss (Lumbago), Knieschmerzen, Meniskusbeschwerden usw.

Es ist möglich, den Atlas wieder in eine korrekte Lage zu bringen. Einige solche Prozesse habe ich mehrfach vor und nach einer optimalen Positionierung (z. B. Korrektur nach Schümperli[1]) über Aufstellungen begleitet.

Aufstellungserkenntnisse

Immer wieder zeigte sich, dass eine Atlaskorrektur nicht nur auf der körperlichen Ebene Veränderungen bewirkt, sondern starke seelische Prozesse nach sich zieht. Sind diese bewusst, ist es für den Körper umso schneller möglich, sich zu regenerieren.

---

[1]   Der Schweizer René-Claudius Schümperli, selbst schmerzlich von einer Fehlstellung betroffen, hat eine spezielle Methode entwickelt, um eine Fehlstellung zu beheben und den Atlas richtig zu positionieren.

In Aufstellungen zeigte sich, dass Menschen mit einer angeborenen Atlasfehlstellung dazu neigen, die Welt aus der Distanz, mit Abstand wahrzunehmen. So verschaffen sie sich einen Überblick. Jedem ist sicher schon mal eine Person mit einer zur Seite geneigten beobachtenden Kopfhaltung in bestimmten Situationen aufgefallen.

Befindet sich der Atlas wieder in seiner ,richtigen Lage', bedeutet dies für den Klienten: Die Welt ist wieder mit optimaler Verbindung von Verstand, Gefühl und Kontakt zur Erde – im Moment – wahrzunehmen. Auch zeigte sich gerade bei Frauen mehrfach, dass ihre Yin-Aspekte, ihre weibliche Seite, durch die Korrektur einen guten, angemessenen Platz finden.

Ist ein Klient innerlich nicht wirklich zu einer Bewusstseinsveränderung bereit, kann es sein, dass der Atlaseinrenkung mit großem Widerstand begegnet wird. Im Extremfall laufen diese Menschen trotz Korrektur immer noch ,schief' herum und leiden unter zusätzlichen Körpersymptomen. Besteht seelisch ein Änderungswunsch und das Einverständnis zur Neuorientierung, ist der körperliche ,Neuaufstellungsprozess' problemloser zu durchlaufen.

Die zu einer Atlasrichtigstellung gehörenden seelischen Klärungsprozesse können schon vor einer Einrenkung über Bewusstseinsarbeit eingeleitet werden. Umso schneller können dann Körper und Seele die körperliche Haltungsänderung integrieren.

Eine Atlasrichtigstellung ermöglicht körperliche Neuorientierung. Zudem initiiert sie intensive seelische Veränderungsprozesse.

In der Literatur wird ein spannender **Vererbungsmodus** beschrieben: Hat eine Mutter einen ausgerenkten Atlas, hat dies das Kind auch. Lässt sie aber ihren Atlas einrenken, kommt ihr nächstes Kind mit einem korrekt platzierten Atlas zur Welt.

BEWEGUNGSAPPARAT: Kiefer/Zähne

Kieferverspannungen

Frau P. (36 J.) litt unter verschiedenen Körpersymptomen, die wahrscheinlich durch eine Kieferverspannung verursacht wurden. Ihr Zahnarzt hatte ihr deshalb die Empfehlung gegeben, sich einer Korrektur zu unterziehen, die bedeuten würde, dass ihr Kiefer aufgesägt werden muss. Seiner Auffassung nach wären damit die körperlichen Probleme zu beheben.

Die Klientin bezweifelte den Erfolg und die Sinnhaftigkeit der empfohlenen Behandlung. Sie war verunsichert und wusste nicht, ob sie sich der Operation überhaupt unterziehen sollte. Auch hoffte sie, dass es einen alternativen Behandlungsweg geben könnte.

Aufstellungsergebnis

> Die Aufstellung zeigte, dass die Ursache der Kieferverspannung darin lag, dass die Klientin sehr viel Wut in sich angestaut hatte. Darüber hinaus war auch erkennbar, dass die Verspannungen mit ‚energetischer Lösungsarbeit' aufzulösen wären.

Frau P. berichtete im Anschluss von einer baldigen starken Verbesserung ihrer Körpersymptome.

Nach der Aufstellung entschied sich Frau P. zunächst einmal gegen die empfohlene Kieferoperation. Anstatt dessen begann sie in den nächsten Wochen, in mehreren Etappen, die in der Aufstellung aufgetauchten Themen, mit Hilfe weiterer Aufstellungen zu bearbeiten.

Entscheidungen über Behandlungswege

Aufstellungen führen zu Klarheit und zeigen einen begehbaren Weg, wenn der Klient sich bezüglich verschiedener in Frage kommender Behandlungswege unsicher ist.

Eine gründliche, medizinische Abklärung der Diagnose und der geeigneten Indikation ist wichtig.

Die Entscheidung über den für ihn ‚richtigen' Behandlungsweg muss jeder Klient in Selbstverantwortung für sich selbst und nach seinem eigenen Gefühl treffen, denn jeder Mensch trägt in sich selbst das implizite Wissen, welcher Weg für ihn in Zukunft ansteht.

Warum habe ich plötzlich so stark Karies?

Frau M. (29 J.) wollte verstehen, warum sie plötzlich ständig von Karies befallen wird. Es war ihr unbegreiflich. Als Kind hatte sie kaum Probleme mit Zahnerkrankungen, dagegen jetzt im Erwachsenenalter ständig.

Aufgestellt wurden zunächst Stellvertreter für folgende Positionen:

- Die Zähne
- Die Karies

später

- Die Hilfe (Schutz)
- Das, um was es wirklich geht

Aufstellungsverlauf

Im ersten Bild rennt *die Karies* aggressiv hinter *den Zähnen* her. Diese versuchen zu flüchten. Sie schaffen es nicht, sich gegen den Verfolger zu wehren und bitten erschöpft um Hilfe.

Die Aufstellungsleiterin nimmt *die Hilfe* mit ins Aufstellungsbild auf, um *die Zähne* zu stärken.

die Karies

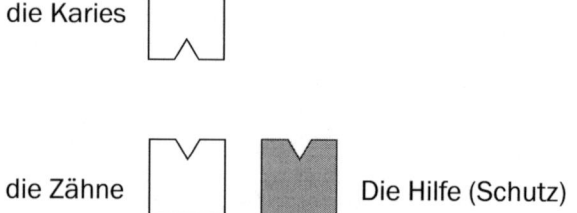

die Zähne   Die Hilfe (Schutz)

Jetzt können *die Zähne* zum ersten Mal *die Karies* richtig ansehen. Im weiteren Verlauf der Aufstellung stellt sich heraus, dass es hier anscheinend um eine Art ‚Kräfte messen‘ geht. Die Frage, wer der Stärkere ist, *die Zähne* oder *die Karies,* dominiert. Folgender Dialog entwickelt sich:

Die Hilfe sammelt Kraft: »Ich versuche, die Kontrolle zu behalten.«

Die Karies: »Ich suche Schwachstellen und bin boshaft. Ich könnte dich am Rücken packen.«

Die Hilfe: »Ich habe Angst, von hinten gepackt zu werden.«

Die Karies: »Ich kann dich ewig belagern. Ich mache dich mürbe.«

Die Hilfe: »Ich dachte, ich schaffe es alleine, es ist fast ein Prestigeverlust, dass ich dies zugebe.«

Die Karies wird etwas weicher und milder als sie dies hört und verrät ihr ein Geheimnis: »Wenn ich gewandelt werde, könnte ich als Kraftquelle zur Verfügung stehen.«

Um besser verstehen zu können, worum es hier ‚wirklich' geht, nimmt die Aufstellungsleiterin das, *um was es wirklich geht* in die Aufstellung mit auf.

Das, um was es wirklich geht äußert sich folgendermaßen: »Ich werde dein Feind, weil du mich so anschaust. Du hast deine eigene Kraft gegen dich selbst angesetzt. Du musst lernen, deine Abwehrkräfte gegenüber Fremdes, nicht anstatt gegen dich selbst, zu richten. Ich bin positiv aggressiv. Ich arbeite für dich, nicht gegen dich.«

Autoimmunaggression

Manche Menschen wenden Aggression gegen sich selbst, anstatt sie z. B. zur Abwehr von Angriffen von außen zu verwenden.

SONSTIGE (KÖRPERLICHE) SYMPTOME:
Allergie/Unverträglichkeit

Die Allergie verhindert Körperkontakt und begrenzt die Arbeitsflexibilität

Herr E. (38 J.) litt seit langem an einer Lebensmittel-, sowie an einer Kontaktallergie. Er zeigte auf vielerlei Stoffe allergische Reaktionen.

So war er gezwungen, auf viele Dinge zu verzichten und manchmal sogar Handschuhe zu tragen. Wie er ausdrücklich betonte, machten es ihm seine Allergien unmöglich, insbesondere Genussmittel zu sich zu nehmen. Außerdem war der Körperkontakt dadurch zu seinen Kindern sehr eingeschränkt und er fühlte sich in seinen Einsatzmöglichkeiten am Arbeitsplatz ebenfalls stark beeinträchtigt.

Aufgestellt wurden

- Herr E.
- Das, was allergisch macht

später

- Eine Ressource
- Der gute, natürliche Kontakt zu Lebensmitteln
- Die Zukunft

Aufstellungsverlauf

Sobald die ersten beiden Positionen aufgestellt worden waren, rannte *das, was allergisch macht* hinter *Herrn E.* her. Es entspann sich folgender Dialog:

Das, was allergisch macht: »Ich muss ihm nahe sein.«

Herr E.: »Ich bekomme Schauer. Mein unterer Rücken ist knallhart.«

Interessanterweise benannten *das, was allergisch macht* und *Herr E.* dabei ähnliche Reaktionen: Es kribbelte beide überall, der Hals wurde ihnen eng und jeder der beiden fühlte sich von der Luft abgeschnitten.

Herr E.: »Ich finde dich nicht unsympathisch, komm bitte aber nicht näher.«

Das, was allergisch macht: »Ich möchte gerne näher kommen und möchte dich herzen und umarmen. Vielleicht bin ich auch, auf eine Art, dein inneres Kind.«

Auf Befragen des zuschauenden Klienten durch die Aufstellungsleiterin, ob er von ‚schmerzhaften' Verletzungen, Ereignissen, Operationen etc. in der Kindheit wisse, konnte der Klient, der ‚von außen' die Aufstellung beobachtete, weitere Informationen geben und damit den Fortgang der Aufstellung ‚erleichtern'.

Er erinnerte sich, dass er sich als Kind einer Polypenoperation unterziehen musste. Die Mutter hatte ihm aber, obwohl vom Arzt verboten, Schokolade gegeben. Dem Klienten wurde oft erzählt, dass er daran fast gestorben wäre.

Während diese Information ausgesprochen wurde, beruhigten sich *Herr E.* und *das, was allergisch macht. Eine Ressource* wurde als Unterstützung dazugestellt.

Eine Ressource: »Ich fühle mich mütterlich, schützend. Große Angst habe ich um dich. Ich versuche, dich zu schützen und zu halten.«

Das, was allergisch macht: »Ich muss nicht mehr so nahe hin.«

Herr E.: »Ich habe keine Angst mehr. Ich bin jetzt neugierig auf *das, was allergisch macht.* Ich spüre eine Freundlichkeit. Ich würde dich gerne kennenlernen.«

Das, was allergisch macht: »Du darfst gerne etwas näher kommen.«

Herr E.: »Ich habe einen Kloß im Hals und bin ziemlich angespannt.«

Das, was allergisch macht: »Ich gehöre nicht zu Herrn E. Ich stehe jedem Menschen zur Verfügung.«

An dieser Stelle bemerkte der beobachtende Klient: »Ich habe immer Angst zu ersticken, wenn ich etwas esse und nicht weiß, was drin ist.«

Daraufhin unternimmt die Aufstellungsleiterin eine Intervention und nimmt als neues Element *den guten, natürlichen Kontakt zu Lebensmitteln* in das Aufstellungsbild auf. *Herr E.* nimmt unmittelbar Kontakt mit dem neuen Element auf.

Das, was allergisch macht: »Er interessiert mich nicht mehr, es wird ganz normal. Die Spannung ist weg, jeder kann nehmen, was er will.«

Um die Aufstellung zu einem ‚guten‘ Abschluss zu bringen, und *Herrn E.* den Weg in die Zukunft aufzuzeigen, wird ein weiteres Element für *die Zukunft* dazu genommen.

Die Aufmerksamkeit von *Herrn E.* richtete sich nunmehr auf *die Zukunft*. Er beginnt sogar darauf zuzugehen. Die alten Probleme interessieren ihn nicht mehr.

Herr E.: »*Die Zukunft* ist jetzt freundlich und warm. *Das, was allergisch macht* hat keine negative Bedeutung mehr für mich.«

Eine **Allergie** kann an ein traumatisch abgespeichertes Erlebnis in der Kindheit erinnern.

Sehr starke **Angst und zu große Fürsorge der Eltern** um ihr krankes Kind kann den Heilungsprozess verlangsamen oder ausbremsen.

Das kranke Kind möchte seine Eltern am liebsten in der Weise wahrnehmen, dass sie **dem Heilungsprozess vertrauen** und stark sind. Diese Haltung unterstützt das Kind bestmöglichst.

Zölliakie

Herr T. (58 J.) leidet an einer Getreidekleberunverträglichkeit (Zölliakie). Dadurch muss er bei der Auswahl seiner Lebensmittel sehr aufpassen. Dies wiederum hat für ihn zur Folge, dass er sich im Alltagsleben sozial sehr stark einschränken muss, z. B. beim Ausgehen, im Urlaub, bei Verabredungen mit Freunden etc.

Mit Hilfe einer Aufstellung wollte Herr T. klären, was er lösen muss, damit er Getreidekleber wieder verträgt und er ernährungstechnisch nicht mehr so aufpassen muss.

Aufgestellt wurden

- Herr T.
- Das, was geklärt werden muss, damit Getreidekleber wieder vertragen werden

später

- Die Krankheit (entpuppt sich als Vater)
- Die Mutter
- Eine Ressource

Aufstellungsverlauf

Herr T.: »Die Kraft sackt mir weg. Mir ist am Rücken kalt. Ich habe Beklemmungen. Etwas saugt mir die Kraft weg.«

Das, was geklärt werden muss: »Mir geht es gut, seit ca. 30 Jahren.« Hat die Arme ausgebreitet. »Ich beherrsche das Feld, bin wie ein Fels.«

Herr T.: »Ich sehe dich das erste Mal, bäh.«

Das, was geklärt werden muss: »Ich bin unnahbar wie eine Felswand«, wird nun sehr hämisch »Schau, wie du damit klarkommst.«

Herr T.: »Was soll ich machen?«

Das, was geklärt werden muss: »Ich bin der Teil, welcher der Welt die Stirn bietet. Mein Oberkörper ist starr.«

Der zuschauende Klient nickt, schmunzelt, er erkennt Wesenszüge von sich.

Herr T.: »Was mache ich mit dir?«

Das, was geklärt werden muss: »Das hast du dir selbst eingebrockt. Ich brauche niemand. Ich habe einen Panzer. Ich fühle nichts.«

Herr T. berührt *das, was geklärt werden muss.*

Das, was geklärt werden muss: »Jetzt fühle ich etwas: Trauer, Kränkung, Enttäuschung. Ich fühle mich von den Eltern missachtet.«

Die Krankheit wird dazugestellt. Sie entpuppt sich als Vater: »Ich sehe eine Silhouette von einem Mann und einer Frau.«

Die Mutter wird dazugestellt.

Nun stehen *beide Eltern* da.

An dieser Stelle gibt der zuschauende Klient folgende Information: »Mein Vater ist an Leukämie gestorben, als ich fünf Jahre alt war. Für die Mutter war ich lange Partnerersatz.«

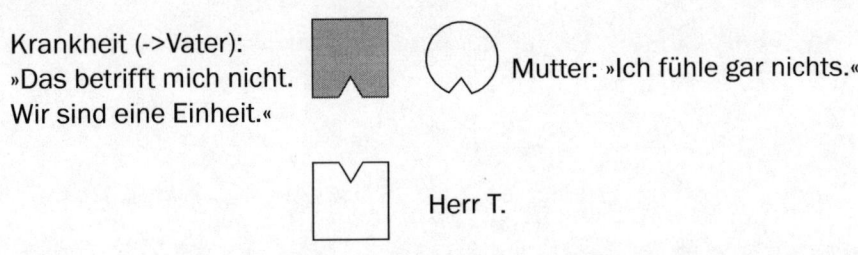

Krankheit (->Vater):
»Das betrifft mich nicht.
Wir sind eine Einheit.«

Mutter: »Ich fühle gar nichts.«

Herr T.

Herr T.: »Ich bin der Alleingelassene. Ich wurde kaltgestellt. Ich bin ein Opfer der Umstände, ich werde wie ein Möbelstück umher geschoben.« Er ‚macht' sich groß. »Ich würde sie am liebsten töten. Beide fühlen sich als Einheit. Ich bin nicht wirklich gewollt. Ich brauche Halt.«

Herr T. klammert sich an *der Krankheit* fest. Diese entpuppt sich in Wirklichkeit als der verstorbene Vater, *Herr T.* sucht Halt.

Vater (ehemals die Krankheit) und *Mutter* gehen weg.

Herr T.: »Jetzt fühle ich etwas. Die zwei haben nur meinen Ärger erregt. Mir wird wärmer. Es kribbelt überall, pulsiert und klopft. Mir ist schummerig im Kopf. Ich will am liebsten die Augen schließen.«

Eine Ressource wird hinter *Herrn T.* dazugestellt.

Herr T.

Eine Ressource

Herr T.: »Etwas entspannt und löst sich, mir ist nicht mehr schummerig.«

Die Ressource will gehen, aber gibt *Herrn T.* vorher noch ihren Segen.

Herr T. ganz erleichtert: »Ich bin froh, dass ich nicht mehr in der Pflicht bin.«

Zölliakie ist eine Unverträglichkeit gegenüber Gluten. Dieser Stoff wird als ‚Getreidekleber' bezeichnet und befindet sich im Getreide.

Söhne, die **vaterlos,** nur mit der Mutter aufwachsen, geraten oft in die Rolle des ‚Ersatzpartners' der Mutter. Den **eigenen angemessenen Platz** zu erkennen und einzunehmen wird später im eigenen ‚Erwachsenenleben' ein wichtiger Prozess sein.

Stirbt ein Elternteil sehr früh, gibt es oft Irritationen im Zugang zu den Kraftquellen der Ahnen.

SONSTIGE (KÖRPERLICHE) SYMPTOME:
Entzündung

Rheuma schränkt meine Lebensqualität ein

Frau N. war an Rheuma erkrankt. Sie fühlte sich durch Ihre Krankheit stark in ihrer Lebensqualität eingeschränkt.

Der Lösungsauftrag der Klientin an die Aufstellung lautete: »Ich will wissen, was gelöst werden muss, damit das Rheuma verschwindet.«

Aufgestellt wurden

- Frau N.
- Das, was gelöst werden muss, damit das Rheuma verschwindet

später

- Die Mutter der Klientin
- Die Oma (weibliche Linie)
- Die Urgroßmutter (weibliche Linie)
- Der Urgroßvater

Aufstellungsverlauf

Gleich zu Beginn war sehr viel Aggression im Raum zu verspüren.

Das, was gelöst werden muss sagte zu Frau N. unmittelbar nach Aufstellungsbeginn: »Wenn du es nicht bald kapierst, werde ich noch brutaler.« Es sah aus, als ob es Frau N. am liebsten von hinten in die Nieren schlagen wollte. Dies wurde mit Schlagbewegungen der Hände angedeutet.

Im weiteren Verlauf der Aufstellung stellte *das, was gelöst werden muss* aber klar, dass keine Absicht besteht, *Frau N.* zu verletzen. Das ungewöhnlich heftige Benehmen sollte lediglich auf mehrere Themen der Klientin, die mit Wut und Aggression zu tun hatten, aufmerksam machen.

Mehrere sichtbar werdende Themen wurden nacheinander in der Aufstellung aufgearbeitet:

Ein noch aktuelles Thema aus ‚jüngster Vergangenheit‘ – im Leben der Klientin selbst – war ihre Wut auf den bereits verstorbenen Mann.
Sie war immer noch ‚sauer‘ auf ihren Mann, der vor zehn Jahren an Krebs verstorben war und sie alleine gelassen hatte.

An dieser Stelle gab die beobachtende Klientin ‚von sich aus‘ die Information, dass das Rheuma, zum ersten Mal aufgetreten war, kurz nachdem ihr Mann verstorben war.

Allein dadurch, dass das Thema ‚benannt‘ werden konnte, löste sich bereits ein erster Teil der Wut bei der Stellvertreterin.

Ein zweites, noch älteres, dahinter verborgenes Thema aus dem Leben der Vorfahren handelte von Aggressionen in der weiblichen Linie.

Sehr beeinträchtigt war die Beziehung der Klientin zu ihrer *Mutter*. Sie konnte keine Nähe zu ihr empfinden, denn *die Mutter* wirkte immer sehr gefühlskalt auf sie.

Nach einiger Prozessarbeit konnte die wahrscheinliche Ursache für das Verhalten *der Mutter* aufgedeckt werden: Deren Mutter, *die Oma* der Klientin, hatte als kleines Kind beobachtet, wie der Ur-Großvater die Ur-Großmutter im Kindbett missbrauchte. Aufgrund dieses einschneidenden Erlebnisses hatte sich die Oma bereits als Kind von ihren Gefühlen stark abgeschottet. Diese Verhaltensweise wurde nun in *der weiblichen Linie* immer wieder weitergegeben.

Als Lösungsschritt regte die Aufstellungsleiterin an, dass *Frau N.* die ‚übernommenen Päckchen‘ zunächst an *die Mutter* zurückgab, damit diese sie dann an *die weibliche Linie* weiterreichte mit den Worten: »Über dich kam es zu mir, ich gebe es dir zurück, damit es dahin kommt, wo es hingehört ...«

Nach diesem Rückgaberitual veränderte sich auch in der Gefühlslage *der Mutter* etwas. Sie verspürte ‚zum ersten Mal ein Gefühl der Nähe'.

Oft bringt erst die Bearbeitung des **Themas hinter dem Thema** die Lösung.

Manche **Problemursachen** sind **mehrschichtig:** Es gibt hierzu Erlebnisse im Erwachsenenalter und in der Kindheit, manchmal auch noch im Leben der Vorfahren oder in eigenen Inkarnationen.

Rheuma hat oft mit den Gefühlen wütend sein, sauer werden und aggressiv sein zu tun.

Warum habe ich ständig Entzündungen im Mundraum

Frau W. (49 J.) hatte schon viele Jahrzehnte andauernde Entzündungen im Mundraum. Dies führte zu ständigen Zahnproblemen. Sie konnte bisher nicht erfolgreich behandelt werden; z. B. wurden Implantate von Kieferknochen und Zahnfleisch abgestoßen und fielen infolgedessen immer wieder aus.

Aufgestellt wurden

- Frau W.
- Das, was gelöst werden muss, damit es keine Entzündungen mehr gibt

später

- Das was am Boden liegt
- Das, wo ‚das was gelöst werden muss‘, wirklich hingehört

Aufstellungsverlauf

Erstes Bild

Das, was am Boden liegt

Frau W.

Das, was gelöst werden muss

Frau W.'s Hände streichen über die Oberschenkel. Ihre Zähne sind zusammengebissen: »Ich fühle mich heiter. *Das, was gelöst werden muss* empfinde ich als kalt.«

Das, was gelöst werden muss hat kalte Füße: »Mir ist heiß-kalt.«

Frau W.: »Mir tun die Zähne weh.«

Sie blickt auf *das, was gelöst werden muss* und sagt: »Es hindert mich am Leben. Zu mir gehört es nicht.«

Frau W. deutet auf eine Stelle am Boden: »Etwas liegt auf dem Boden.«

Die Aufstellungsleiterin lässt mit Hilfe eines weiteren Stellvertreters *das, was auf dem Boden liegt* repräsentieren.

Das, was auf dem Boden liegt: »Ich will mit *dem, was gelöst werden muss* nichts zu tun haben.«

Frau W. atmet auf: »Jetzt kann ich zurückgehen.«

Das, was gelöst werden muss schaut interessiert.

Als weitere Intervention wird *das, wo ‚das, was gelöst werden muss‘, wirklich hingehört* dazugestellt. Die neue Position beugt sich zu dem auf dem Boden liegenden, abgespaltenen Teil.

Frau W. meldet sich zu Wort: »Ich habe ‚Kotzgefühle‘ gegenüber dem, *was gelöst werden muss*.«

Das, wo ‚das, was gelöst werden muss‘, wirklich hingehört verspürt den Impuls, *das, was auf dem Boden liegt* zu streicheln.

Das, was auf dem Boden liegt will gerne berührt werden und nimmt das Streicheln gerne an: »Es fließt. Alles entspannt sich.«

Frau W. beobachtet diese Annäherung der zwei Positionen und fühlt sich davon sehr berührt: »Das sind meine zwei Teile, die sich endlich vereinigen. Ich weiß jetzt, wie es geht und wie sie zusammenhängen.«

Das, was gelöst werden muss: »Ich freue mich beim Zuschauen. Es wird mir warm.«

Frau W.: »Ich sehe das Liebevolle zum ersten Mal. Der herzliche Umgang tut gut.«

Sie kann *das, was gelöst werden muss* jetzt lassen. »Die Zehen werden lockerer.«

Die Klientin, die die Lösungsentwicklung von außen beobachtet, streichelt ihre Wange (Geschwulst) beim Zusehen.

Am nächsten Morgen berichtet sie: »Ich spüre immer noch einen warmen Fluss.«

Ursache für Erkrankungen können auch ‚**abgespaltene‘ Persönlichkeitsanteile** sein, die gesehen und wieder integriert werden wollen.

Ein **liebevoller Umgang mit sich selbst** ist sehr wichtig.

SONSTIGE (KÖRPERLICHE) SYMPTOME:
Krebs/Knoten

Warum habe ich einen gutartigen Knoten in der Brust?

Bei Frau L. (39 J.) wurde ein gutartiger Knoten in der Brust diagnostiziert. Trotz positiver Beschreibung der Diagnose hatte sie Angst bekommen. Sie wollte nun wissen, was gelöst werden musste, damit er verschwindet.

Aufstellungsergebnis

> Es zeigte sich, dass ein großes, zu klärendes Thema mit der Mutter vorlag.

Information: Frau W. stammte aus Bulgarien und lebte schon seit längerem in Deutschland. Ihre Mutter ließ sich scheiden, als sie 18 Jahre alt war. Immer mehr klammerte sich die Mutter an sie und ließ sie kaum mehr los. Finanziell wurde die Mutter von ihr unterstützt. Frau W. war der Überzeugung, dass sie sich nur aus Pflichtgefühl bei ihrer Mutter meldete und ansonsten selbständig und frei von ihr war.

> Im ersten Bild wollte sich *die Mutter* auf *die Tochter* zubewegen »Ich will dich nur herzen.« Die Tochter wich sofort zurück.

> Im Verlauf der Aufstellung zeigte sich, dass in der weiblichen Linie der Klientin sich die jeweiligen ‚Mutter-Tochterverhältnisse' wiederholten und über Generationen fast identisch waren: Ihre Mutter hatte gleichermaßen das Gefühl, dass ihre Mutter, also die Großmutter der Klientin, sie umklammerte. Als diese ins Aufstellungsbild kam, wich sie ebenfalls sofort vor ihr zurück.

Ein wichtiger Lösungsschritt im weiteren Verlauf der Aufstellung war das klarstellende Benennen der Rollen in der Familie. So sagte die Tochter zur Mutter: »Ich bin nur die Tochter, dein Kind, du bist die Große ich die Kleine, du gibst und ich nehme. ...«

Daraufhin ‚schrumpfte' die Stellvertreterin der Klientin von einer eher ‚anmaßenden, zu großen Haltung' auf eine ihr angemessene, ‚richtige' Größe.

Im Schlussbild sagte *die Mutter* nun zur *Tochter*: »Ich freue mich, wenn du deinen Weg gehst und schaue dir gerne dabei zu.«

Bevor die Stellvertreterin der Klientin sich jedoch ‚wirklich' lösen, sich ihrer eigenen Richtung zudrehen und ihren Blick in ihre Zukunft richten konnte, brauchte sie einfach noch einige Zeit, um sich in die neue Situation einzufinden, da dies eine völlig neue Erfahrung und Sichtweise für sie war.

Ein weiterer Hinderungsgrund zeigte sich noch: In ihrer Familie war ein starkes Pflichtgefühl vorhanden. Es hatte einen sehr hohen Stellenwert und war der Klientin ebenfalls sehr wichtig. Man merkte, wie sehr es ihr am Herzen lag. Es wirkte, als ob darüber ganz besonders die Zugehörigkeit zum Familiensystem definiert wurde.
Dies hinderte sie aber bisher daran, sich in ihre eigene Richtung zu drehen und weiterzuentwickeln. Sie hatte selbst bisher noch keine Kinder.

Nachdem auch dieses Thema bearbeitet war, indem es benannt und angesprochen wurde, konnte die Stellvertreterin der Klientin ihren eigenen Weg gehen und sich wirklich frei fühlen.

Gutartige Brustknoten weisen u. a. auf Mutteraspekte hin, die Mutter, Großmutter ... sowie Familienwerte, wie Pflichtgefühl, Treue, Tradition.

SONSTIGE (KÖRPERLICHE) SYMPTOME:
Haare

Warum habe ich chronischen Haarausfall?

Frau A. (39 J.) litt unter chronischem Haarausfall. Sie fühlte sich dadurch sehr beeinträchtigt und in ihren sozialen Kontakten eingeschränkt. Da sie sehr viel direkten Kundenkontakt hatte, war sie sogar dazu gezwungen, während ihrer Arbeit eine Perücke zu tragen.

Ihr Arbeitsauftrag an die Aufstellung lautete: »Ich will verstehen, warum ich chronischen Haarausfall habe.«

Aufgestellt wurden

- Frau A.
- Das Symptom Haarausfall

Aufstellungsergebnis

Im ersten Bild der Aufstellung fiel zunächst auf, dass *Frau A.* sehr liebevoll *ihr Symptom* streichelte. Es bedeutete ihr offensichtlich sehr viel und war ihr sehr ans Herz gewachsen.

Frau A. hält die Augen geschlossen: »Ich fühle mich schwer. Alles ist zu, wie Stein um mich.«

Das Symptom reagiert auf alles und bekommt Schauer.

An dieser Stelle fragte die Aufstellungsleiterin nach besonderen Ereignissen in ihrem Leben. Die Klientin berichtete, dass sie noch vor dem Mauerfall aus der damaligen DDR geflüchtet war, weil sie es dort nicht mehr ausgehalten hatte. Das eigene Familiensystem, die Enge, waren ihr unerträglich geworden.

Nach dieser Information zeigt das *Symptom* weitere Reaktionen. Diese Information hatte offensichtlich mit ihm zu tun: »Mir wird heiß am Kopf. Ich bekomme Ohrensausen und empfinde starken Stress. Es wird immer wärmer.«

Im weiteren Verlauf der Aufstellung zeigte es sich, dass *Frau H.* ‚aus falschverstandener Liebe' viele Lasten auf sich geladen hatte. Sie trug sehr viele ungeklärte alte Familienthemen.

Als Lösungsschritt wurde ein ‚Rückgaberitual' angeregt: *Frau H.* gab ihre übernommenen ‚Lasten' an diejenigen Familienmitglieder zurück, zu denen sie gehörten.

Nachdem die Rückgabe der fremden Lasten vollzogen war, fühlte sich *Frau H.* sehr entspannt: »Mir wird es ganz leicht« waren ihre Worte. Haare und Kopf entspannten sich ebenfalls.

Kinder drücken ihre Liebe zu den Eltern manchmal dadurch aus, dass sie die Lasten der Eltern ‚übernehmen' und für sie ‚tragen' wollen. Diese **falsch verstandene Liebe** nützt jedoch keinem, weder dem Kind noch den Eltern.

Nach dem **Zurückgeben der Lasten** wird oft erkannt: »Ich dachte das gibt mir Halt – aber es machte mich auch sehr unbeweglich.«

Für **Flüchtlinge** oder **Auswanderer** ist es sehr wichtig, dass sie mit dem ‚was zurückgelassen wird' oder auch den ‚Gründen' für den Weggang ‚im Reinen' sind, damit es in Zukunft ‚gut für sie weitergeht'.

Ich muss mit Perücke zur Arbeit

Frau F. (48) kam mit der ärztlichen Diagnose ‚kreisrunder Haarausfall'. Sie hatte bereits alle ihre Haare verloren. Trotz allem hatte sie die Hoffnung, doch irgendwann wieder ohne Perücke zur Arbeit gehen zu können.

Aufgestellt wurden

- Frau F.
- Das, was gelöst werden muss, damit die Haare wieder wachsen

später

- Der Grund für die Blasenentzündung

Aufstellung

Es zeigte sich in der Aufstellung, dass sich *Frau F.* vor Wut selbst die Haare ausreißen wollte. Auffällig in der Aufstellung war auch, dass sie die Zähne fest zusammenbiss.

Durch weitere intensive Prozessarbeit konnten zwei Ereignisse im Leben der Klientin, als vermutliche Ursache für das selbstzerstörerische Verhalten von *Frau F.* herausgearbeitet werden:

1. Thema (Arztbesuch):

Die Klientin berichtete, dass sie sich wegen einer anhaltenden Blasenentzündung einer Untersuchung beim Urologen unterziehen musste. Die notwendige Untersuchung verursachte bei der Klientin existenzielle lebensbedrohliche Empfindungen: »Ich hatte damals das Gefühl, mein Leben wird bedroht.«

Nachdem die Klientin diese Information gegeben hatte und diese Geschichte benannt war, reagierte *das, was gelöst werden muss*: »Mich juckt es am ganzen Körper und es brennt auf der Haut.«

Um den Aufstellungsprozess weiter voranzubringen, wurde an dieser Stelle der Aufstellung ein weiterer Stellvertreter, *der Grund für die Blasenentzündung*, aufgestellt.

2. Thema: (Rauferei in der Kindheit):

Der Grund wurde von der Aufstellungsleiterin befragt. Er entpuppte sich als Ereignis, welches sich in der Kindheit der Klientin zugetragen hatte.

Die Klientin selbst berichtete, dass sie als Kind ein sehr hübsches lockiges Mädchen war, wobei sie sehr betonte, dass sie dies nie hatte sein wollen. Sie erinnerte sich, dass ihre Mutter ihr erzählt hatte, dass es »da mal ‚etwas' beim Spielen auf dem Hof gab«. Sie hatte anscheinend eine heftige (körperliche) Auseinandersetzung mit einem älteren Jungen. Anscheinend empfand sie die ‚Rauferei' damals als für sie lebensbedrohlich und hatte sehr große Angst.

Frau F., die aufmerksam zuhörte, fühlte sich von dieser Information ‚angesprochen': »Ich bin von der Geschichte sehr berührt. Ich musste damals mein Herz schützen.«

Im weiteren Verlauf der Aufstellung entpuppte sich *der Grund* als der ältere Junge, mit dem *Frau F.* damals den Streit hatte.

Um eine Lösung erreichen zu können, zeigte es sich, dass *Frau F.* zum einen die Verantwortung für das Verhalten des *Grunds* bei ihm selbst lassen musste. Zusätzlich gab sie einige ‚Päckchen', die sie die ganze Zeit getragen hatte, zurück. Mit jedem zurückgegebenen Teil wurde es *Frau F.* leichter.

Zum andern war es für *Frau F.* wichtig, anzuerkennen, dass auch sie selbst Anteile an dem Konflikt gehabt hatte. Sie sagte zu dem Jungen: »Ich habe dich auch gereizt und war auch ganz schön durchtrieben.«

Als die Stellvertreterin dies zugab, begann die zuschauende Klientin zu strahlen.

Schließlich zeigte es sich, dass *das, was gelöst werden muss* der ‚abgespaltene' weibliche und sensible Anteil von *Frau F.* war, der nicht integriert war, seinen angemessenen Platz nicht eingenommen hatte und bisher auch nie von ihr (an)erkannt wurde.

Frau F. meinte: »Ich wollte nie ein Püppchen sein.«

Im Schlussbild standen *Frau F.* und *das, was gelöst werden muss* schließlich einträchtig nebeneinander.

Wichtig war noch außerdem, dass *Frau F.* erkannte, dass es einer Frau möglich ist, ‚beides' zu leben und dass sowohl weibliche, als auch männliche Aspekte vereint und integriert werden müssen und können.

Bisher hatte die Klientin immer gedacht, sie müsste sich entscheiden, entweder ‚männlich' oder ‚weiblich' zu sein bzw. aufzutreten. Die Verleugnung ihrer Weiblichkeit verursachte vermutlich die Glatzenbildung. Sie wirkte ohne Perücke sehr männlich.

Das erlebte Aufstellungsthema beschreibt der **Volksmund:** »Ich könnte mir vor Wut die Haare ausreißen.« Jeder erinnert sich auch an das **Märchen,** in dem sich ‚Rumpelstilzchen' vor Wut die Haare ausreißt.

Es ist wichtig, **männliche und weibliche Kräfte** im Einklang zu nutzen.

Rückgaberituale ermöglichen, symbolisch übernommene Lasten zurückzugeben. Diese können zu Vorfahren, aber ebenso auch zu einem Lebenspartner oder Geschäftskollegen gehören.

Irrtümlicherweise **übernehmen oft die Opfer die Verantwortung für den Täter** und tragen diese. Lösungssätze sind dann beispielsweise: »Die Verantwortung für dein Handeln lasse ich (voll und ganz) bei dir.«

SONSTIGE (KÖRPERLICHE) SYMPTOME:
Nase

Meine Nase läuft immer

Frau S. (49 J.) hatte seit vielen Jahren das Problem einer ständig laufenden Nase. Nun wollte sie sich über eine Aufstellung anschauen, was sie klären konnte, damit sie endlich von ihrer triefenden Nase befreit wurde.

Aufgestellt wurden

- Frau S.
- Das, was für die Nase zu klären ist

Aufstellungsverlauf

Frau S.: »Ich habe die Nase wirklich voll. Ich habe Angst.«

Das, was für die Nase zu klären ist: »Ich bin sauer. Mir ist übel. Was ist mit dir verkehrt, dass wir nicht zusammen kommen? Was bekommst du nicht gebacken?«

Frau S. stellt sich schräg zur ‚Nase'.

Das, was für die Nase zu klären ist deutet auf Frau S.: »Mir ist wichtig, dass sie direkt zu mir steht und nicht schräg.«

Frau S.: »Ich habe Angst, mich einzulassen. Mein Hals ist zu. Ich laufe herum und möchte mich in Wirklichkeit annähern.«

Information: Frau S. lebte gerade alleine und hatte seit langem nur Kurzzeitbeziehungen, wovon die meisten nur einige Wochen hielten.

Das, was für die Nase zu klären ist: »Entscheide dich, stell dich! Ich habe es echt satt.«

Frau S. nähert sich ,zickenmäßig' an: »Ich bin bockig und sauer. Es ist mein Weg.«

Das, was für die Nase zu klären ist: »Ich erwarte, dass ich angeschaut werde.«

Frau S.: »Du nervst mich. Ich habe keine Lust. Kannst du auf mich zu-kommen?«

Das, was für die Nase zu klären ist geht auf *Frau S.* zu. Sie stehen sich gegenüber und fassen sich an den Händen.

Frau S.: »Jetzt, da wir uns beide an den Händen halten, möchte ich mich mit dir zusammen zurücklehnen.«

Das, was für die Nase zu klären ist: »Ich möchte lieber neben dir stehen. Wir sind etwas Gemeinsames.«

Frau S.: »Es geht darum, wie viel Nähe ich zulassen kann.«

Ein Körpersymptom kann auf ein Beziehungsthema z. B. ,Angst vor Nähe' aufmerksam machen.

SONSTIGE (KÖRPERLICHE) SYMPTOME:
Übergewicht

Ich möchte mein Übergewicht loswerden

Eine Klientin kam mit zwei Anliegen zum Aufstellungssetting. Zum einen wollte sie wissen, warum sie sich so stark mit den schulischen Problemen ihrer Tochter (15 J.) identifizierte. Zum anderen wollte sie ihr Übergewicht loswerden, von dem sie sich gestört fühlte. Als Ursache für ihr Übergewicht benannte die Klientin ihre ‚unheimlich starken Essgelüste‘, die ihrer Meinung nach durch die Sorge um die Tochter verursacht wurden. Wie sie selbst berichtete, brauchte sie ständig Knabbereien, ‚Nervennahrung‘, wie sie es bezeichnete.

> Die Aufstellung zeigte, dass die benannten Themen nur zu 30 % mit den Schulproblemen der Tochter zusammenhingen. Hauptsächlich ging es darum, das Verhältnis der Mutter zu ihrer ‚ersten‘ Liebe zu klären, die sie im Alter von 15 Jahren erlebt hatte und die etwas abrupt endete.

> Sobald das Thema ‚unglückliche erste Liebe‘ aufgetaucht und erfolgreich geklärt war, konnte die Stellvertreterin der Klientin ihren Körper wieder besser spüren. Sie empfand sich sofort wesentlich beweglicher und leichter.

> Auch die Stellvertreterin der Tochter verspürte Erleichterung und bekam ebenfalls ein lockereres Verhältnis zu ihrem Körper.

Eltern erinnern sich oft parallel zum Alter ihrer Kinder an eigene **Kindheits- und Jugenderlebnisse,** welche sie im gleichen Alter hatten: Schulprobleme, erste Liebe etc.

Ich hätte gerne wieder Normalgewicht

Frau S. (56 J.) litt unter ihrem Übergewicht und wollte wissen, was sie dafür tun konnte, um ihr Normalgewicht zu erreichen.

Aufgestellt wurden

- Frau S.
- Das, was zu lösen ist

Aufstellungsverlauf

Das, was zu lösen ist kauert am Boden.

Frau S. schaut voll Mitgefühl nach unten: »Das ist ein armes Früchtchen. Eigentlich habe ich Mitleid. Ich werde zusammengedrückt. Mir ist wichtig, dass es *dem, was zu lösen ist,* gut geht.«

Das, was zu lösen ist: »Ich fühle mich leer.«

Die Aufstellungsleiterin hat die Vermutung, dass es sich bei *dem, was zu lösen ist* um eine anhaftende, verstorbene Seele handeln könnte.

Frau S. bestätigt dies und sagte die ‚lösenden' Sätze: »Du tust mir sehr leid. Ich kann dir nicht helfen. Mir wird klar, dass du tot bist und ich lebe. Du gehörst woanders hin, ins Licht. Ich kann mein Leben erst leben ohne dich.«

Die zuschauende Klientin ist sehr berührt. Ihr kommen Tränen.

Seelenanhaftungen sind meist nicht bewusst. Tauchen sie auf, sind die bisherigen ‚Gastgeber' oft sehr berührt. Oft zeigt sich eine tiefe Verbundenheit. Sobald dies erkannt wird, die Anhaftung gewürdigt, gesehen und ins Licht geschickt wurde, kann sich der ‚Gastgeber' wieder um sein eigenes Leben kümmern und es nach eigenen Vorstellungen gestalten.

SONSTIGE (KÖRPERLICHE) SYMPTOME:
Epilepsie

Diagnose: Epilepsie

Bei Epilepsie zeigte sich mehrmals, dass die Betroffenen heftige Fremdenergien in ihrem Feld beherbergten.

Fall 1

In einem Fall war die Mutter eines an Epilepsie erkrankten Kindes so schwach, dass das Kind unbewusst und aus Verzweiflung an Fremdenergien Halt suchte. Die Sorge der Eltern um das erkrankte Kind schwächte es zusätzlich.

> Der Lösungsweg war, die Fremdenergien zu entlassen und Zugang zu eigenen, adäquaten Ressourcen zu vermitteln. Dadurch lässt sich das Leben wieder zuverlässiger und selbstbestimmt gestalten.

Fall 2

Eine Klientin wollte endlich die Ursache für epileptische Anfälle klären. Besonders schlimm traten sie auf, wenn sie sich in einer Trennungssituation mit einem Partner befand.

> Die Aufstellung zeigte, dass sie seit einigen Jahrzehnten von einer Fremdenergie, die hinter ihr stand, umklammert wurde. Diese Energie gab die Stellvertreterin der Klientin frei, sobald sie sich an etwas ‚anderes' anlehnen konnte.
>
> Das ‚andere' entpuppte sich als das ‚Risiko', alleine auf eigenen Füßen stehen zu wollen. Zu Beginn brauchte die Stellvertreterin nur geringfügi-

ge Unterstützung, danach konnte sie alleine stehen und alleine ins Leben gehen.

Die Rückmeldung der Klientin nach der Aufstellung lautete: »Ich fühl mich so gut wie noch nie: Frei.«

Fremdenergien dienen oft dazu, dem Gastgeber Halt zu geben. Diese Menschen verwechseln diesen Halt jedoch mit echtem Halt. Sie wissen nicht, woher sie wirklich Halt bekommen.

Die **Sorge** um ein krankes Kind schwächt es und stört den Heilungsprozess.

Zutrauen und Rückhalt dagegen **stärken** ein erkranktes Kind im Genesungsprozess.

SONSTIGE (KÖRPERLICHE) SYMPTOME:
Immunabwehr (Bakterien/Pilze/Viren)

Warum habe ich eine so heftige Grippe?

Frau K. (36 J.) wollte verstehen, warum sie immer wieder von heftiger Grippe geplagt wurde.

> Die Aufstellung zeigte, dass keine ‚tieferen' Gründe, wie von der Klientin befürchtet, vorlagen.
> Als Auslöser für die Erkrankung stellte sich heraus: Immer, wenn sich *Frau K.* durch bestimmte berufliche Verpflichtungen überfordert fühlte, ‚verschaffte' ihr die Grippe eine Rückzugsmöglichkeit. Dies war sozusagen ‚der Nutzen' der Erkrankung.

Frau K. atmete erleichtert auf und beschloss, in Zukunft rechtzeitig für sich zu sorgen und Auszeiten zu nehmen – ohne Grippe.

Krankheitsgewinn

Manche Erkrankungen haben keinen tieferen Hintergrund, sondern verschaffen dem Erkrankten eine **Auszeit aus dem (beruflichen) Alltag.** Sie sind sozusagen das Alibi für ein Rückzugsbedürfnis (Nutzen der Krankheit).

Manchen Menschen fällt es schwer, sich ‚krank' zu melden. Für andere wiederum ist es ein bekanntes und bewährtes Muster. Oft war auch in der Familie ungeschriebenes Gesetz: Wer krank ist, bekommt (ohne Probleme) eine Auszeit zugestanden. Manchmal bedeutet es auch: Er wird von den anderen ‚geschont'.

Fußpilz

Frau A. (49 J.), von Beruf Therapeutin, bekam vor allem im Urlaub immer Fußpilz. Ihr Aufrag an die Aufstellung lautete: »Ich will wissen, was geklärt werden muss, damit mein Fußpilz endgültig verschwindet.«

Aufgestellt wurden

- Frau A.
- Das, was zu lösen ist, damit der Pilz verschwindet

später

- Die Fremdenergie (Seelenanhaftung)

Aufstellungsverlauf

Es zeigte sich, dass der Fußpilz solange da sein wollte, bis *Frau A.* selbst stabil da stand.

Frau A. wiederum dachte, eine Fremdenergie (Seelenanhaftung), die sie seit langem beherbergte, gäbe ihr Halt.

Frau A. schätzte: »Vermutlich kam sie schon in einem früheren Leben in mein Feld.«

Für den weiteren Lösungsverlauf war es notwendig, die Fremdenergie ‚sichtbar' zu machen. Dazu nahm die Aufstellungsleiterin einen weiteren Stellvertreter in die Aufstellung. *Die Fremdenergie* taucht hinter *dem, was zu lösen war* auf.

Die Fremdenergie sagte: »Ich habe mit dem Gastgeber an sich nichts zu tun. Ich hätte mir auch jemanden anderen suchen können.«

Frau S. reagierte mit großer Verärgerung, als sie erkannte, dass sie einen Schmarotzer beherbergte: »Ich bin ganz schön sauer.«

Auf weitere Befragung *der Fremdenergie* durch die Aufstellungsleiterin stellte sich heraus, dass sie in ‚ihrem Leben' ein schweres Schicksal erdulden musste. Sie hatte extremen Machtmissbrauch erleben müssen und war zum ‚Opfer' geworden.

Obwohl *die Fremdenergie* mit ihrem schweren Schicksal gesehen und gewürdigt wurde, konnte sie noch nicht ins Licht gehen. Es war ihr zuvor noch ein großes Anliegen, dass *Frau A.* (ihre Gastgeberin) in ihrer Arbeit als Therapeutin den Menschen, die ein ähnliches Schicksal teilten, wie sie es hatte erleiden müssen, ‚mit Herz und Mitgefühl' begegnen würde.

Erst als *Frau A.* ihr glaubhaft zugesichert hatte, dies auch wirklich zu tun, konnte *die Fremdenergie* gehen.

Die Klientin berichtete, dass stabil auf dem eigenen Platz zu stehen, ein großes und wichtiges Lernthema war, mit dem sie Stück für Stück weiter voran kam.

»Die soeben erlebte Aufstellung war ein wichtiges ‚Puzzleteilchen' für mich«, meinte sie zum Abschluss.

Jede Fremdenergie **(Seelenanhaftung)** birgt einen Lernschritt für den Gastgeber. Auf einer bestimmten Ebene gibt der Gastgeber selbst die Erlaubnis, eine Fremdenergie zu beherbergen.

Was braucht mein fieberndes Kind?

Eine Mutter sorgte sich um ihr Kind. Es fieberte gerade sehr stark und sie wollte wissen, ob sie etwas für ihr Kind (9 Jahre) tun könnte.

Aufgestellt wurden

- Die Mutter
- Die Tochter

später

- Der Weg der Tochter
- Das Vertrauen der Mutter ins Leben

Aufstellungsverlauf

Gleich zu Beginn war zu sehen, dass der Tochter fast der Atem wegblieb: »Ich bekomme fast keine Luft. In der Familie erlebe ich viel zu viel Kontrolle.«

Die Mutter stand im Anfangsbild sehr nah vor ihrer *Tochter* und versperrte ihr *ihren Weg. Die Tochter* konnte ihn so nicht sehen.

Die Tochter: »Wenn sie mich nicht meinen Weg gehen lässt, breche ich aus.«

Der Mutter kamen die Tränen.

Die Mutter: »Ich kann dich nicht loslassen. Meine große Angst ist, dass du an mir vorbeigehst und ich dich nur noch von hinten sehe. Ich will nicht nochmal ein Kind verlieren.«

Die zuschauende Klientin erklärte: Sie hatte in ihrer frühen Jugend auf Drängen der Eltern ein Kind abgetrieben.

Die Tochter: »Deine Angst macht mich krank.«

Der Mutter wurde *das Vertrauen ins Leben* dazugestellt. Sofort änderte sich ihr Befinden, sie wurde ruhiger.

Die Mutter: »Jetzt kann ich sie ihren Weg gehen lassen und mit angemessenem Abstand zuschauen.«

Die Tochter: »Nun kann ich in Ruhe meinen Weg gehen, Kind bleiben und muss nicht mehr so gewaltsam rebellieren.«

Was stärkt Kinder?

Wenn Eltern überängstlich mit ihren Kindern umgehen, werden die Kinder geschwächt.

Kinder sind gestärkt, wenn sie die Eltern, deren Stärke und ihr **Vertrauen ins Leben** spüren.

SONSTIGE (KÖRPERLICHE) SYMPTOME:
Schlaf

Ich wache nachts immer auf, dadurch bin ich bei der Arbeit unkonzentriert

Frau W. (49 J.) wachte seit einigen Wochen immer wieder nachts zwischen drei und vier Uhr auf. Dadurch ging sie übermüdet zu ihrer Arbeit, für die sie sehr viel Konzentration brauchte.

Aufgestellt wurden

- Frau W.
- Das, was zu klären ist, damit sie wieder durchschlafen kann

Aufstellungsergebnis

Die Aufstellung zeigte, dass das Aufwachen und die Schlafunterbrechung nur die Haltung einer ganzen Reihe von Frauen aus der Ahnenreihe signalisierte: Sie lautete: »Ich darf mich nicht ausruhen, es gibt immer was zu tun.«

Die Mutter und andere weibliche Vorfahren waren sehr hart mit sich. Ein Ausruhbedürfnis wurde streng verurteilt.

Im Klärungsverlauf würdigte *Frau W.* die früheren Zeiten und die Art und Weise, wie die Frauen ihr Leben gelebt und bewältigt haben. Langsam stellte sich bei den Vorfahren Wohlwollen gegenüber der Nachfahrin in einer anderen Zeit ein. Sie äußerten: »Für uns ist es in Ordnung, wenn du dein Leben anders lebst und Ruhephasen brauchst. Unseren Segen hast Du. Wir schauen freundlich auf dich.«

Für *Frau W.* war es sehr erleichternd, dass sie jetzt die Ruhe finden konnte, die sie benötigte. Sie schaute klar und mit Freude auf ihren Weg.

Im Nachhinein berichtete sie, dass sie sofort nach der Aufstellung wieder durchschlafen konnte und morgens erholt aufwachte. Dadurch konnte sie ihre Arbeit, die einen wachen Geist verlangte, wieder gut bewältigen.

Haltungen und Einstellungen zum Leben werden manchmal unbewusst von Vorfahren übernommen. Aufstellungen zeigen sehr deutlich, was davon nicht mehr in die aktuelle Zeit passt, bzw. die eigene, freie Lebensgestaltung behindert.

Ich kann schon nicht mehr schlafen

»Ich kann schon nicht mehr schlafen«, klagte Frau K. (39 J.). »Im Moment herrscht in meinem Mitarbeiterteam Chaos. Alle Frauen wollen gehen, wenn der neue Mitarbeiter bleibt. Ich weiß nicht mehr, wem ich glauben soll und wer oder was wirklich die schlechte Stimmung verursacht. Den neuen Mitarbeiter kann ich nicht einfach wieder ausstellen.«

Aufgestellt wurden

- Frau K. (Chefin)
- Das gesamte Team (5 Mitarbeiter)

später

- Der neue Kollege
- Eine ganz neue Person

Aufstellungsergebnis

Um Frau K. mehr Klarheit über die aktuelle Situation zu verschaffen, wurde in der folgenden Aufstellung zunächst *das gesamte Team* aufgestellt.

Es zeigte sich, wie Frau K. bereits vermutet hatte, dass zwischen den *Frauen im Team* ein enges persönliches, vertrautes Verhältnis herrschte und ein starker Zusammenhalt bestand.

Die Chefin selbst wurde von den anderen Teammitgliedern gar nicht wahrgenommen. Sie hatte zunächst nur eine passive Beobachterposition und stand im Abseits.

Im weiteren Aufstellungsverlauf ließ sich auch sehr bald erkennen, dass die Arbeit, die dem *neuen Kollegen* zugewiesen worden war, tatsächlich für ihn nicht passend war.

Anderseits zeigte sich auch, dass es an der Zeit war, das bestehende Team neu zu besetzen. Einige wollten sowieso gehen, andere strebten neuen Bereichen zu, gestanden es sich noch nicht ein oder sie waren so sehr mit Persönlichem beschäftigt, dass sie die Arbeit nicht sahen.

Je klarer aber die gesamte Situation im weiteren Prozessverlauf wurde, desto mehr wurde es *Frau K.* wieder möglich, aktiv zu werden, ‚ihren‘ Platz einzunehmen und Präsenz zu zeigen. Sie fühlte sich Schritt für Schritt in der Lage, angemessene Entscheidungen zu treffen und zu handeln: »Ich habe das Gefühl, jetzt ist wieder alles ins rechte Licht gerückt. Was dunkel erschien, wird hell.«

Zur weiteren Stärkung und Entlastung von *Frau K.* wurde ihr eine zusätzliche ‚ganz neue‘ Person zur Seite gestellt.

Im Schlussbild konnte Frau K. selbst, als sie an Stelle ihrer Stellvertreterin in die Aufstellung trat, über ihre veränderte Empfindung folgendes berichten: »Es fühlt sich gut an. Ich stehe stabil. Jetzt bin ich verwurzelt und kann mich um die Arbeit kümmern. Der neue Mitarbeiter gibt mir so viel Freiraum, dass ich mich wieder bewegen kann. Packen wir es an. Es ist ein Stein von mir gefallen. Ich sehe alles deutlich klarer als vorher. Super, danke. Ich weiß schon, dass ich heute Nacht wieder durchschlafen kann.«

Frau K., für die Aufstellungen sehr neu waren, meldete sich kurze Zeit danach sehr erleichtert und dankbar über das Erleben und Wirken der Aufstellung: »Ich bedanke mich nochmals ganz herzlich für Ihre Unterstützung und den kurzfristigen Termin. Ich bin im wahrsten Sinne des Wortes mit einer klaren Sicht nach Frankfurt zurückgefahren.

Den ersten Schritt habe ich schon getan, weitere sind eingeleitet. Meine Energie und der Spaß am Job sind wieder da. Ich danke Ihnen und allen, die mir am Dienstagabend die Möglichkeit gegeben haben, von außen auf meine Situation zu schauen. Ohne die Aufstellungsarbeit hätte ich das nicht geschafft.«

Wertschätzung der erlebten Aufstellungsprozesse

Die Art und Weise, wie die durch eine Aufstellung erlebten Möglichkeiten vom Klienten angenommen und **wertgeschätzt** werden, spiegeln den tatsächlichen Änderungswunsch und die Offenheit für Neues.

Eine ganze Gefühlspalette **von abwehrenden Reaktionen** sind: Zerreden, Skepsis, Verwunderung, »das kann ich mir noch nicht vorstellen, ...«

Positive Reaktionen sind z. B. »ich kann gut annehmen, was ich in der Aufstellung gesehen habe. Das passt, ich lasse es wirken, es fühlt sich schon anders an. Ich möchte nichts zur Aufstellung sagen, sondern es wirken lassen. Das fühlt sich gut an ...«

Je **dankbarer** das in der Aufstellung Erlebte angenommen und verinnerlicht wird, desto schneller und tiefgreifender sind oft die Veränderungen im Leben des Klienten.

Einschlafprobleme

Der zwölfjährige Sohn, dem Aufstellungen bekannt waren, bat seine Mutter, für ihn zu arbeiten. Er hatte erhebliche Probleme beim Einschlafen und fühlte sich in Folge des Schlafmangels morgens ‚wie gerädert'. Er litt zunehmend an Konzentrationsschwierigkeiten und seine Leistungen in der Schule verschlechterten sich. Für die Eltern war diese Situation ebenfalls sehr belastend und sie litten mit ihrem Sohn.

Aufgestellt wurden

- Der zwölfjährige Junge
- Das, was zu lösen ist (verstorbener Ahne)

später

- Das, was möglich ist, wenn das Thema aufgelöst ist

Aufstellungsergebnis

Erstes Bild

Das, was zu lösen ist: »Ich bin unruhig, todmüde und komme nicht zur Ruhe.«

Der Junge: »Ich weiß nicht, wie es mir geht. Ich fühle mich wie unter einer Glocke.«

Das, was zu lösen ist: »Meine Füße sind kalt. Ich könnte ein Soldat aus dem 1. oder 2. Weltkrieg sein, der im Schützengraben steht – im Krieg gegen die Engländer.«

Der Junge schaut gebannt zu: »Die Geschichte interessiert mich.«

Das, was zu lösen ist: »Ich habe mit mir zu tun.«

Der Junge: »Jetzt wird mir bewusst, dass er mich nachts besucht, im Dämmerzustand kommt er rein. Ich hätte dich gerne kennengelernt. Dein Schicksal berührt mich sehr.«

Das, was zu lösen ist: »Jetzt merke ich, dass ich noch herum geistere und eigentlich tot bin. Es muss ein sehr plötzlicher Tod gewesen sein, wahrscheinlich im absoluten Erschöpfungszustand. Ich konnte nicht reagieren.«
Das, was zu lösen ist überlegt: »Vielleicht bin ich gestorben, weil ich nicht richtig wach war.«

Der Junge: »Die Geschichte, der Krieg, die Menschen interessieren mich.«

Das, was zu lösen ist steht vor dem Jungen.

Der Junge: »Langsam geht mir der Schlafmangel an die Substanz.« Er deutet auf sein gegenüber: »Zu 60 % bin ich damit beschäftigt.«

Das, was zu lösen ist: »Sei doch froh, dass du ein schönes Bett hast und sicher schlafen kannst.«

Der Junge: »Es berührt mich sehr, dass ich im Bett liegen kann. Der Schützengraben hat mich total blockiert. Jetzt merke ich erst, wie müde ich bin. Jetzt brauche ich Erholung und Schlaf.«

Im weiteren Verlauf der Aufstellung wird für den Jungen der ‚Future Pace‘ dazugestellt, um ihm den Entschluss zu erleichtern, sich aus der belastenden Situation herauszulösen und das ‚Belastende‘ zu verabschieden (Menschen ändern nichts an ihrer Situation, wenn sie nicht ‚motiviert‘ sind, etwas zu ändern). Deshalb nimmt die Aufstellungsleiterin einen weiteren Stellvertreter, als Symbol für das, was möglich ist im Leben des Klienten, wenn das Thema gelöst ist, ins Bild.

Der Junge ist so angetan von seinen Möglichkeiten, dass er sofort die verstorbene Seele (evtl. einen Ahnen) ins Licht verabschieden kann.

Die Verbundenheit mit dem **Schicksal verstorbener Vorfahren im Krieg**

Es ist häufig zu beobachten, dass das schwere Schicksal von Kriegsgefallenen bei den Nachkommen (oft auch noch viele Generationen später) starke Gefühle der Verbundenheit auslöst. Durch Interesse und Mitgefühl ‚laden‘ die Nachgeborenen die noch unerlösten ‚verstorbenen‘ Seelen zu sich ein. Die Folgen sind, sowohl für die Nachgeborenen, als auch für die ‚Verstorbenen‘ fatal. Beide werden daran gehindert, ‚ihren‘ Weg zu gehen und ihre Bestimmung zu leben und ihr Schicksal zu vollenden. Man spricht in diesem Zusammenhang auch von ‚falsch verstandener Liebe‘ zu den Vorfahren.

Die Motivation, etwas zu ändern
Wenn eine Aufstellung stockt, macht es manchmal Sinn, *das, was möglich ist, im Leben des Klienten, wenn der nächste Schritt gegangen wird* hinzuzunehmen. Oft motiviert dies so, dass der notwendige Zwischenschritt plötzlich kein Problem mehr darstellt. Der Klient hat eine Perspektive, wie es weitergehen kann, wenn er sich neu ausrichtet.

Durchschlafen

Frau B. (39 J.), die Mutter von zweijährigen Zwillingen, klagte darüber, dass die Kinder keine Nacht durchschlafen, seit sie in ihrem neu bezogenen Haus wohnen. Dieses war um 1850 erbaut worden. Die Mutter wünschte sich sehnlichst, dass die Kinder endlich durchschlafen.

Aufgestellt wurden

- Michael
- Lisa
- Das, was zu lösen ist, damit die Kinder wieder durchschlafen

später

- Die Mutter
- Vater/Ehemann
- Das, was der Hausgeist braucht, um zur Ruhe zu kommen

später

- Die Toten

Aufstellungsverlauf

Das, was zu lösen ist läuft ruhelos herum, mit hartem Blick: »Ich bin nicht geerdet, schwerelos, nicht zugeordnet und körperlos.«

Michael: »Geht mit dem ‚Geist‘, bzw. *dem, was zu lösen ist,* mit.«

Lisa: »Mich schaudert.«

Das, was zu lösen ist: »Ich bin ein Geist, eine Art Spuk – aber ich bin nicht böse.«

Michael: »Es könnte um die Hugenottenzeit gehen. Sobald ich dies ausspreche, ändert sich sofort alles.«

Lisa: »Meine Schauer sind sofort weg.«

Michael sagt zu *dem, was zu lösen ist*: »Du störst uns.«

Das, was zu lösen ist: »Ich bin eine Energiewolke.«

Michael: »Du ziehst zu viel Aufmerksamkeit.«

Das, was zu lösen ist: »Ich bin raumfüllend.«

Die Mutter kommt dazu.

Michael: »Gott sei Dank. Sie soll dem Spuk ein Ende bereiten.«

Das, was zu lösen ist: »Mich schauert, wenn *die Mutter* kommt.«

»Ich fühle mich von *der Mutter* bedroht.«

Mutter: »Ich fühle mich hilflos und weiß nicht, was ich hier machen soll.«

Das, was zu lösen ist: »Einfach rausgehen werde ich nicht.«

Der Vater/Ehemann kommt dazu und stellt sich vor *die Mutter*.

Das, was zu lösen ist: »Ich werde böse, wenn ich vertrieben werde.«

Das, was der Hausgeist braucht, um zur Ruhe zu kommen wird dazugestellt.

Es stellt sich *zu dem, was zu lösen ist*. Sie stehen wie ein Paar nebeneinander.

Michael: »Es ist besser. Mir tut es leid.«

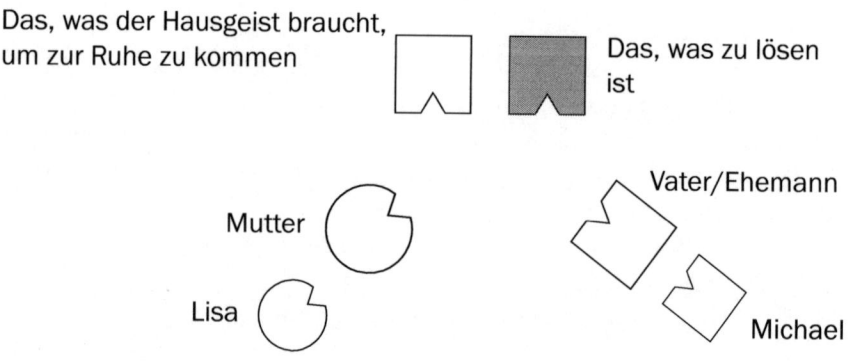

Vater: »*Die Mutter* nervt mich«

Lisa: »Jetzt bin ich gleich müde.«

Michael: »Schade, dass *Mama* und *Papa* auseinander stehen.«

Vater: »Mein Kind ist mir sehr fremd. *Michael* ist mir zu viel. Es ist mir zu hektisch.«

Das, was der Hausgeist braucht, um zur Ruhe zu kommen und *das, was zu lösen ist* gehen (vielleicht waren sie die Vorbesitzer, Erbauer des alten Anwesens).

Die Aufstellung wird nun eher in Form einer klassischen Familienaufstellung weitergeführt.

Vater: »Ich hätte lieber nur ein Kind.«

Mutter: »Ich bin sprachlos. Ich mag beide gerne.«

Michael: »*Der Papa* macht mich mundtot. Er steht vor mir.«

Vater/Ehemann: »Ich fühle mich als Partner nicht gesehen.« Er wendet sich zur *Ehefrau*: »Ich sehe dich als Vollzeitbabysitter, nicht mehr als Ehefrau.«

Mutter: »Wie könntest du mithelfen?«

Vater/Ehemann: »Mir fehlt die Partnerschaft. Ich finde (das Kind) *Lisa* nett.«

Michael: »*Der Papa* ist wie ein Opa. Er ist wie abgestorben.«

Vater: »Kinderkriegen ist für mich eine traditionelle Verpflichtung.«

Die Mutter stellt sich zu ihren beiden *Kindern*.

Michael

Mutter   Vater/Ehemann

Lisa

Lisa zum *Vater*: »Kümmere dich bitte um mich!«

Vater: »Ich will jedes Kind alleine.«

Lisa: »Ich stehe müde auf dem Platz von mehreren Toten. Ich habe Sehnsucht ins Totenreich. Ich brauche *den Papa* an meiner Seite, dass ich ,das alles' verschmerzen kann.«

Die Toten werden dazugelegt. Nach längerer Prozessarbeit ist es der Familie möglich, ins Leben und die Zukunft zu schauen.

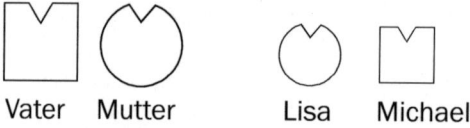

Vater   Mutter   Lisa   Michael

Vater/Ehemann: »Meine Frau ist jetzt meine Partnerin.«

Michael: »Jetzt brauche ich meine Schwester nicht mehr zu beißen.«

Information: Er hatte öfters die Neigung, das Geschwisterchen zu beißen bzw. aus der Lethargie und Erstarrung aufzuwecken.

Die Mutter gibt den Verstorbenen nochmals symbolisch einen Platz in ihrem Herzen, worauf sie und ihre Familien von diesen den Segen bekommen. Ihren *Kindern* sagt sie symbolisch zur klaren Abgrenzung: »Wir leben und sie sind tot« und deutet dabei auf die Toten.

Mutter ⟨ ⟩ Kind Lisa

Vater ⟨ ⟩ Kind Michael

Nun geht es allen gut und jeder steht an einem guten Platz.

Seelen und Wesenheiten an Orten
Manchmal geistern an Orten noch verstorbene Seelen früherer Hausbesitzer herum.

Mehrschichtige Themen
Bei manchen Fragestellungen ist es notwendig, nacheinander mehrere Problemebenen zu lösen.

Der Sog zu den Toten
Manche Familienmitglieder zieht es zu den verstorbene Vorfahren. Über Prozessarbeit ist es möglich, dies aufzulösen.

Wie bekomme ich mein Schnarchen los?

Frau K. (49 J.) war aus dem Schlafzimmer ausgezogen, das sie mit ihrem Ehemann teilte. Er hatte sich über ihr lautes Schnarchen beschwert. Nun wollte sie klären, ob sie etwas tun könnte, um es loszuwerden.

Aufgestellt wurden

- Frau K.
- Das, worum es (beim Schnarchen) geht

später

- Eine Ressource
- Die Mutter

Aufstellung

Frau K.: »Ich ergebe mich. Das Kämpfen bin ich leid.«

Das, worum es geht: »Sie gehört zu mir. Ich will sie mitnehmen (ins Totenreich, ins Dunkle). Ich bin rigoros.«

Frau K.: »Sie hat mich voll im Griff. Es kostet Kraft, stehen zu bleiben.«

Das, worum es geht: »Ich bin etwas sehr Vereinnahmendes. Ich möchte sie mitnehmen, damit ich nicht alleine bin – wie siamesische Zwillinge möchte ich am liebsten mit ihr verbunden sein.«

Frau K.: »Es kostet mich enorme Kraft. Ich muss schon die Augen zumachen. Ich brauche Unterstützung.«

Eine Ressource kommt.

Frau K.: »Du verwechselst mich.«

Das, worum es geht: »Ich könnte ein abgestorbener Zwilling sein. Ich bin schon drüben und hätte dich gerne bei mir gehabt. Etwas hält mich.«

Frau K.: »Ich bin total müde und schläfrig.«

Die Mutter kommt dazu.

Frau K.: »Jetzt geht es mir viel besser.«

Die Ressource geht: »Ich werde hier nicht mehr gebraucht.«

Frau K. und *das, worum es geht* (was sich als abgestorbener Zwilling entpuppt hat) halten sich die Hände. *Die Mutter* steht dahinter. Sie wirkt beschützend.

Das, worum es geht: »Ich wollte dich nochmal spüren.«

Frau K.: »Es tut mir sehr weh, wenn du gehst. Mein Platz ist hier im Leben. Wenn meine Zeit hier vorbei ist, komme ich auch.«

Das, worum es geht umarmt *Frau K.* und verabschiedet sich mit den Worten: »Ich gehe jetzt« und geht.

Frau K.: »Das war sehr anstrengend.«

Sie lehnt sich an *die Mutter*: »Ich bin sehr erschöpft. Hier ist es jetzt hell.«

Verstorbene Zwillinge im Mutterleib

Schätzungsweise 30-40 % der Menschen sind im Frühstadium der Schwangerschaft im Mutterleib nicht alleine. Es gab ein Zwillingsgeschwister, welches sich verabschiedet hat, bzw. nicht überlebensfähig war, ohne dass es die Mutter bewusst mitbekam.

Manchmal haftet die verstorbene Seele noch an dem lebenden Geschwister. Hierfür werden klärende Prozesse benötigt, damit die Seele ihren Weg ins Licht findet.

GEFÜHLE

Bei den vielen Körpersymptomaufstellungen habe ich beobachtet, dass es zur Lösung meist wichtig ist, Gefühlswelten zu klären.

Je klarer und authentischer jemand in Kontakt ist mit seinen Gefühlen in auftretenden Lebenssituationen, desto gesünder bleibt er seelisch und körperlich.

Es gibt unterschiedliche Gefühlsarten.

Primäre Gefühle

Primäre Gefühle entstammen tatsächlichen Begebenheiten, z. B.: Mich stößt jemand am Arm, und ich benenne den wahrgenommenen Schmerz. Oder eine gute Freundin stirbt und ich fühle den Schmerz, vermisse sie zutiefst und bin sehr traurig. Irgendwann erreicht diese Trauer den tiefsten Punkt und das Leben kann wieder normal weitergehen.

Authentische Gefühle werden vom Umfeld sofort erkannt. Sie sind nicht peinlich, sondern stärken denjenigen, der sie ehrlich äußert. In Aufstellungen ist es oft in solchen Situationen ganz still und die Gruppe gibt dem, was passiert, die volle Aufmerksamkeit. Wichtige Wandlungsprozesse zur Lösung eines Problems kommen dabei in Gang.

Sekundärgefühle

Sekundärgefühle ersetzen Gefühle, die jemand nicht spüren will. Zum Beispiel Wut überlagert Trauer oder Hass überlagert Schmerz. Passiert etwas Trauriges, wird sofort mit ungewöhnlich heftiger Wut reagiert.

Von außen betrachtet reagieren Umstehende oft mit wenig Mitgefühl. Oft wundern sie sich sehr. Unbewusst wird wahrgenommen, dass die geäußerten Gefühle nicht echt sind, dramatisch wirken oder Theater-/Showcharakter haben.

Der Betroffene wirkt dabei oft kindlich, handlungsunfähig und ist vernünftigen Argumenten wenig zugänglich.

In Aufstellungsprozessen geht es dann darum, Zugang zu den darunterliegenden Gefühlen zu bekommen. Dann tritt Heilung ein und in Zukunft kann mit bestimmten Situation ‚normal' empfunden und umgegangen werden.

Übernommene Gefühle

Übernommene Gefühle sind übertragene oder verschobene Gefühle von Angehörigen aus der Herkunftsfamilie. Eine Person wirkt z. B. auf das Umfeld ungewöhnlich traurig, hat stets einen von Tränen umwölkten Blick. Keiner kann sich dies erklären, da die Person selbst nichts wirklich tief Trauriges erlebt hat. Schaut man hin, trägt diese Person oft die nicht zugelassene Trauer eines Vorfahren aus dem eigenen System um ein verstorbenes Kind der Mutter.

Oder jemand wird unerklärlich zornig. Der Zorn gehört vielleicht zu einer Großmutter auf ihren Mann, der sie betrogen und verlassen hat. Die ehrliche Auseinandersetzung mit den Gefühlen hat bei den Vorfahren nicht stattgefunden.

Kindergefühle

Immer wieder ist zu beobachten, dass jemand sich in einer Situation während der Aufstellung wie ein Kind verhält, z. B. trotzig, weinerlich, trotzig-wütend. Dann ist es angebracht zu schauen, was er braucht, um altersgemäß zu reagieren.

Ist ein Gefühl wieder angemessen zugänglich, findet künftig bei entsprechenden Erlebnissen und Vorkommnissen im Alltag eine authentische, angemessene Gefühlsregung statt. Die neuen Reaktionsmuster werden in Folge dessen über die Zellmembran in der Zelle gespeichert. Der Körper reagiert somit sofort und die Zellen strukturieren sich neu.

GEFÜHLE: Erschöpfung/Burnout

Ich bin oft sehr erschöpft

Herr M. (44 J.) beklagte seine mangelnde Ausdauer und Belastbarkeit, die sich immer dann einstellt, wenn er wichtige Arbeiten zu erledigen hat. Er litt sehr darunter, dass er sich oft sehr schnell erschöpft und ausgelaugt fühlte.

Aufgestellt wurden

- Herrn M.
- Einschub: Die Ursprungsfamilie
- Das, was erschöpft

Aufstellungsverlauf

Herr M.: »Ich habe nur 25 % meiner Energie und fühle mich wie in einem Hamsterrad. Ich habe Kopfweh. Ein Urlaub bringt auch nichts.«

Ein kurzer Einschub einer klassischen **Aufstellung des Gegenwartsystems** (Eltern, Kinder) zeigte, dass *Herr M.* zur Zeit in seiner aktuellen Familie nicht integriert ist. Er selbst steht außerhalb und wurde von den übrigen Familienmitgliedern nicht wahrgenommen. Sein Platz ist vom Sohn besetzt.

Nun ging es wieder zurück zur ursprünglichen Aufstellungsfrage und es fand eine Klärung mit dem, *was Herrn M. erschöpft*, statt.

Herr M. sagte verwundert und langsam klar werdend: »Ich habe die Erkenntnis, dass das, was erschöpft nicht zu mir gehört. Ich merke, ich habe die Wahl. Ich will mich nicht mehr damit verbinden.«

Das, was erschöpft: »Wenn du willst, komme ich. Es ist deine Entscheidung.«

Herr M. erkennt: »Ich kann es anders angehen. Ich kann alles wieder entkrampft angehen ... Jetzt geht es mir gut. Ich kann das Leben anders sehen. Mir wird klar, in der Ruhe liegt die Kraft. Mein Kopfweh ist weg. Das Gefühl ‚ich stehe meinen Mann‘ stellt sich ein. Ich habe das Vertrauen, das wird schon.«

Systeme

Spricht man von einer Aufstellung des **Ursprungssystems,** werden die Eltern bzw. Großeltern, evtl. frühere Ahnen (Urgroßeltern etc.) in die Aufstellung mit einbezogen.

Das **Gegenwartssystem** umfasst eine aktuelle Beziehung (Mann, Frau) und die geborenen und ungeborenen Kinder – sofern es welche gibt.

Erschöpfung

Manchmal nützt kein Urlaub, um auszuspannen und Batterien aufzuladen, solange das eigentliche Problem nicht bearbeitet wurde. Was wirklich erschöpft, ist zu klären.

Manchmal geht es nur um die Wahl, mit welchem **Gefühlszustand** man sich verbindet. Man hat auch die Wahl, es zu lassen.

Manchmal bringt es eine bekannte **Volksweisheit** am besten auf den Punkt, wie hier z. B.: ‚**In der Ruhe liegt die Kraft‘.**

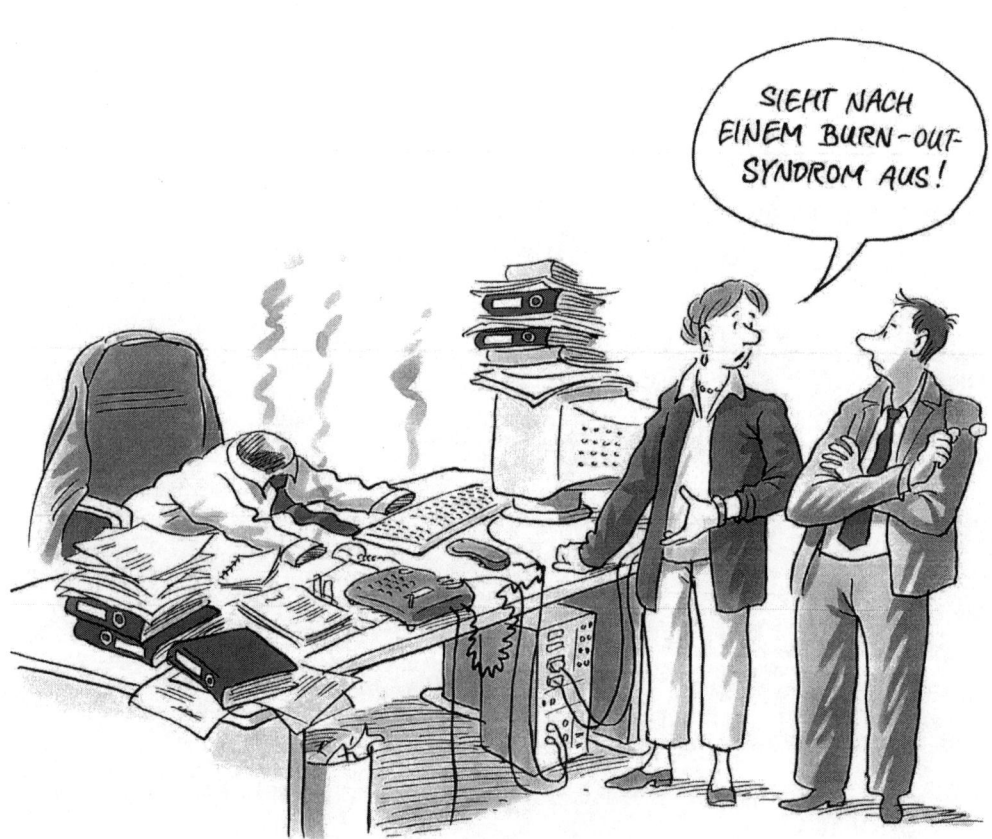

Ich bin erschöpft, wütend, kraftlos – warum?

Tanja (24 J.), arbeitete gerade zum ersten Mal im Ausland. Nachdem sie ihre Lehre abgeschlossen hatte, ging sie nacheinander mehrere kurze Arbeitsverträge in Deutschland ein. Es gab jedoch immer sehr schnell einen Grund, die Stelle zu wechseln. Jetzt im Ausland (Kanada), spitzte sich die Situation gerade erneut zu.

Tanja formulierte dies so: »Wenn ich heimkomme – ich habe extrem lange Arbeitszeiten – dann bin ich fertig und zu nichts anderem mehr fähig. Ich erkenne mich selber nicht mehr. Normalerweise bin ich danach immer noch joggen gegangen und habe mit Freunden etwas unternommen. Jetzt packe ich es einfach nicht. Ich wollte heute laufen gehen und bin nach 50 Metern vor Erschöpfung zusammengekracht. Ich bin einfach total überfordert hier.

Ein Kollege redet immer in dritter Person mit mir. Er sagt immer wieder, »she is so small, she is so beautiful«. Darauf habe ich ihm entgegnet, wenn er etwas sagt, soll er es zu mir direkt sagen, aber er ist nicht darauf eingegangen und hat sein Verhalten nicht geändert. Dies ärgert mich maßlos. Können Sie sich vorstellen, was das ist? Irgendwie ist das immer so. Irgendetwas raubt mir immer meine Kraft.«

Aufgestellt wurden

- Tanja
- Die Arbeitskollegen

später

- Eine Begleitung von Tanja
- Die Arbeit (von Tanja)

Aufstellung

Arbeitskollegen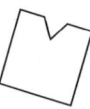

Tanja

Tanja steht in der Mitte: »Ich bin wütend, dass keiner reagiert. Noch mehr kann ich mich nicht präsentieren. Ich bin stur, hilflos, wütend und weiß nicht, was ich machen soll.«

Die Arbeitskollegen: »Sie interessiert mich wenig. Ich stehe gut so. Ich nehme sie nicht wahr. Sie soll vor mich treten.«

Tanja: »Ich stehe am richtigen Platz. Ich könnte mich auch hinsetzen und weinen wie ein kleines Kind.«

Die Arbeitskollegen: »Interessiert mich nicht.«

Tanja: »Wenn ich ehrlich bin, so hat es immer funktioniert. Alle haben nach meiner Pfeife getanzt, wenn ich mich so verhalten habe.«

Die Arbeitskollegen: »Mit uns bitte nicht. Sie soll uns anschauen.«

Tanja über *die Arbeitskollegen*: »Wenn ich hingehe, habe ich verloren.«

Die Arbeitskollegen: »Viel Spaß (Tough luck).«

Tanja überlegt: »So geht es auch nicht weiter. Wenn mich jemand begleitet, könnte ich hingehen.«

Eine Begleitung für *Tanja* wird dazugestellt.

Begleitung ⬓ ⬓ Tanja

Arbeitskollegen ⬓

Tanja: »Ich könnte so weitergehen. Warum drehen sich *die Arbeitskollegen* nicht nach mir um? Das hält mein Stolz nicht aus. Dann bin ich lieber einsam.«

Die Begleitung stellt sich neben *Tanja*: »Ich möchte gemeinsam mit dir hin. Vergiss deinen Stolz. Wir entdecken Kanada.«

Tanja: »So ist es viel netter.«

Die Arbeitskollegen: »Ich sehe und spüre *Tanja* nicht. Sie ist wie ein Baby. Wenn du was willst, musst du kommen. Es frisst dich keiner. Das Kind ist einfach nicht erwachsen.«

Tanja rückt etwas näher: »Wir tun einfach unbeteiligt, cool.«

Die Arbeitskollegen: »Es ist mir wurscht. Was soll das Theater. Ich kann dich nicht ernst nehmen.«

Tanja: »Was soll ich noch mehr machen?«

Die Arbeitskollegen: »Sie muss sich bald entscheiden. Ich werde sauer.«

Tanja: »Es reizt mich, zu zeigen, was ich kann.«

Die Arbeitskollegen: »Das Verhalten ist Zeitverschwendung; ich brauche kein Kindertheater. Sonst soll sie lieber heim zu Mama.«

Tanja: »Das stachelt meinen Ehrgeiz an. Vorher war es verletzter Stolz. So ich bin da.«

Es wird ein Stellvertreter für *die Arbeit von Tanja* ausgesucht und ins Bild gestellt.

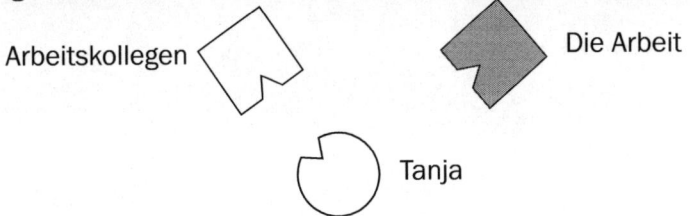

Arbeitskollegen

Die Arbeit

Tanja

Tanja: »Über *die Arbeit* schaffe ich den Zugang.«

Die Arbeitskollegen: »Ich sehe und spüre nichts. Sie muss *die Arbeit* anpacken. *Tanja* hat sich nicht entschieden. Sie muss in die Puschen kommen.«

Tanja stellt sich neben *die Arbeit.*

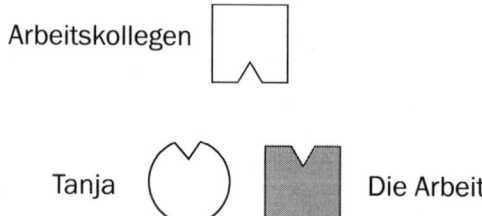

Arbeitskollegen: »Sie will sich mit *der Arbeit* vor mir präsentieren, um gesehen zu werden wie von Mama und Papa. Sie soll begreifen, dass sie *die Arbeit* anpacken soll.«

Tanja: »Ich dachte, Erwachsene zeigen sich über *die Arbeit.*«

Arbeitskollegen: »Sie soll jetzt einfach mal arbeiten.«

Tanja: »Mehr geht jetzt erst mal nicht, ich muss erst verinnerlichen, was ich gelernt habe. Ich möchte nicht mehr reden.«

Jeder erlernt bereits in der frühen Kindheit verschiedene **Überlebensmuster,** um sich in der Familie durchsetzen zu können. Diese werden dann häufig auch noch im späteren Leben eingesetzt. In der Arbeitswelt können diese Muster zwar auch nützlich sein, doch in den meisten Fällen schaffen die eher ‚kindlichen‘ Strategien mehr Probleme, als sie der Person dann noch nützen.

Arbeiten für zwei

Herr P. (46 J.), ein sehr großer und stattlicher Mann, hatte sich gerade selbständig gemacht. Er beklagte sich im Vorgespräch darüber, dass ihn seine Arbeit so sehr beanspruchen würde, dass er sogar seine Kinder kaum noch sehen konnte.

In der Vorstellungsrunde wirkte er sehr angespannt, ermüdet und erschöpft. Außerdem war zu beobachten, dass sich um seine Augen herum, dunkle Ringe gebildet hatten. Die, für einen Mann ungewöhnlich schönen Augen, waren von einer tiefen Trauer umwölkt.

Der Wunsch des Klienten an die Aufstellung war, wieder mehr Zeit für seine Familie haben zu können.

Aufgestellt wurden

- Herr P.
- Das, was gelöst werden musste, damit Herr P. wieder genügend Zeit für seine Familie hat
- Die Arbeit von Herrn P.

später

- Der verstorbene Bruder
- Trauergefühle von Herrn P. für den verstorbenen Bruder
- Die Arbeit für den verstorbenen Bruder

Aufstellung

Herr P. nahm zunächst an, dass er aufgrund der aktuellen Lebenssituation – er hatte sich gerade selbständig gemacht und insofern viel zu tun – erschöpft war.

> Die Aufstellung zeigte, dass der ,wirkliche' Grund nicht *die Arbeit* ,an sich' war, sondern, dass *Herr P.* für seinen, im Alter von 15 Jahren *verstorbenen Bruder* ,mitarbeitete'.

Bevor eine spätere Lösung des Anliegens möglich werden konnte, war es im ersten Schritt wichtig, dass *Herr P.* zunächst einmal den Verlust *des Bruders* verarbeiten musste.

Indem *Herr P.* ,seine' *Trauergefühle* erst einmal wirklich zuließ und ihnen einen angemessen Raum gab, konnte er seine verdrängten Gefühle erstmals richtig bewusst spüren.

Nachdem der Trauerprozess, der anscheinend bisher verdrängt worden war, stattgefunden hatte, konnte der nächste Lösungsschritt zum Thema Arbeit eingeleitet werden.

Dabei stellte sich heraus, dass *die Arbeit von Herrn P.* sich aufteilte in *den Anteil der wirklich zu Herrn P. gehörte* und in *den Anteil, der für den Bruder bisher unbewusst mitarbeitete.*

Herr P. verspürte sofort eine große Erleichterung. Er stand nun klar und kraftvoll im Raum und blickte offen in die Welt.

Abschließend bemerkte *Herr P.*: »Jetzt macht mir *die Arbeit* wieder Spaß. Ich bin sicher, dass ich sie jetzt ohne Probleme bewältigen kann.«

Burnout-Gefühle können dadurch verursacht werden, dass **Stressfaktoren** auf das Verhalten einwirken, die den Betroffenen überhaupt nicht bewusst sind, ihn jedoch sehr viel Energie und Kraft kosten. Die Gründe für die Stressfaktoren können sehr lange zurückliegen.

GEFÜHLE: Kraft

Wie komme ich in meine Kraft?

Frau N. (35 J.) kam zum Aufstellen. Ihr Ziel war: Sie wollte endlich in ihre Kraft kommen.

Aufgestellt wurden

- Frau N.
- Die Kraft von Frau N.

Aufstellungsverlauf

Frau N. würdigte im ersten Aufstellungsbild *die Kraft* ,keines Blickes'. Sie war mit allem Möglichen intensiv beschäftigt und wich *der Kraft* bewusst aus.

Erst nach einigen weiteren Prozessschritten gelang es *Frau N,.* sich mit *der Kraft* ,anzufreunden'.
Plötzlich stand sie ganz ruhig da und war eng mit *ihrer Kraft* verbunden.

Frau N. erkannte: »In der Ruhe liegt die Kraft. Der Drang, sich unruhig um tausend Dinge zu kümmern, ist plötzlich weg.«

Ruheloses Agieren im Außen ist oft ein Ablenkungsmanöver vor sich selbst. Lässt man das Agieren sein (oft ist es nicht einfach, dahin zu kommen), stellt sich die Erkenntnis ein: **In der Ruhe liegt die Kraft.**

Meine Kraft für Neues

Frau S. (45 J.) lebt seit längerem im Ausland und hat sich gerade ein schönes Haus auf einer Insel im Mittelmeer gekauft. Sie war schon länger selbständig und hatte vieles erfolgreich verwirklicht. Nun bemerkte sie, dass ihr der Elan und die Kraft fehlten, um Neues anzugehen. Beruflich stand auch eine wichtige Entscheidung an, und zwar ob sie vor Ort bleiben oder ihren beruflichen Standort in ein anderes Land verlegen sollte.

Nun wollte sie klären, was ihr die Kraft raubt, um weitere Entscheidungen zu treffen und klar anzugehen.

Aufgestellt wurden

- Die Kraft (entpuppt sich im Aufstellungsverlauf als Vater)
- Frau S.

später

- Der Großvater der Klientin väterlicherseits
- Die Mutter von Frau S./Ehefrau des Vaters
- Der Weg (die Zukunft der Klientin)

Aufstellungsverlauf

Kraft: »Die Stellvertreterin ist eine Witzfigur. Ich will mit ihr nichts zu tun haben. Ich bin ihr Vater.«

Frau S. deutet auf die Kraft: »Ich finde ihn total anmaßend. Die ganze Zeit bin ich beschäftigt, einen Fuß auf den Boden zu bekommen.«

Kraft (nun Vater): »Hier gibt es einen Fluch. Es hat mit der Männlichkeit zu tun. Es gibt etwas mit meinem Vater zu klären. Er ‚kotzt‘ mich an.«

Die Frage, ob er NS-Verbrecher war, steht im Raum.

Der Großvater kommt hinzu.

Kraft (Vater) deutet auf den Großvater: »Er war es. Ich habe mordsmäßige Angst.«

Großvater über *den Sohn*: »Er ist ein Rotzlöffel. Du weißt nicht, was du sprichst. Es war eine andere Zeit.«

Kraft (Vater): »Ich bin anmaßend gegenüber dem Zeitgeschehen. Ich mische mich ein.«

Frau S.: »Jedes Wort tut mir weh.«

Großvater: »Das Alte aufzukochen ist nicht notwendig. Weitere Informationen dazu müssen nicht fließen. Es ist genug Blut geflossen.«

Frau S.: »Ich habe *dem Großvater* gegenüber Mitgefühl. Mein Herz ist *beim Großvater*. Seit ich das sage, kann ich mich ruhig halten. Ich kann mich nicht verneigen. Ich habe mir eine bestimmte Haltung angewöhnt, damit ich nicht umfalle. Ich war auf einem anderen Dampfer.«

Vater: »Ich bin verwöhnt. Ich bin irre.«

Großvater: »Ich bin sehr mit *der Enkelin (Frau S.)* verbunden. Hier war alles verrückt.«

Der Großvater sagt zum *Sohn*: »Halte dich da raus.«

Kraft (Vater): »Ich weiß nicht, wie ich mich in so einer Situation verhalten hätte.« Gibt zu: Ich weiß auch nicht, ob ich es so gut überlebt hätte wie du.« Zu sich: »Mein Vater ist schon ein gestandener Mann.«

Frau S.: »Ich habe ein Magengeschwür.«

Kraft (Vater) zur *Tochter*: »Ich würde *der Tochter* gerne eine runterhauen.«

Frau S.: »Jedes Wort tut mir weh.«

Die Kraft (Vater) steht *der Tochter* gegenüber.

Kraft (Vater) Tochter

Frau S.: Ich fühle die Wut und Aggression.

Kraft (Vater) steht mit verschränkten Armen da: »Ich habe ein schlechtes Gewissen. Irgendetwas habe ich ihr angetan.«

Es wird ausprobiert, ob *der Vater die Tochter* verwechselt hat. Hinter *der Tochter* wird eine Position hervorgeholt. Sie entpuppt sich als *Mutter*.

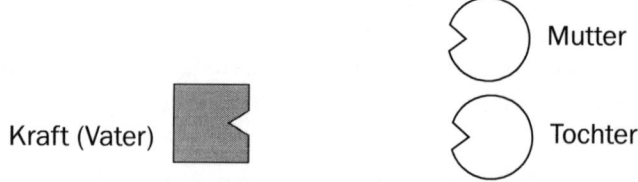

Kraft (Vater): »Ich habe die Tochter mit *der Mutter* verwechselt.«

Frau S.: »Das Gefühl, ,mir wird etwas übergestülpt', ist weg. Ich beginne nun, meine versteckte Aggression zu spüren. Ich muss mich gegen ein grässliches Gefühl wehren. Ein ganzer ,Gefühlswust' kommt mir hoch. Ich spüre auch Aggression gegen *die Mutter*.«

Die Zukunft, *der Weg* von *Frau S.* kommt dazu.

Frau S.: »Der Nebel ist weg. Ich sehe klarer.«
Sie schaut in Richtung *ihrer Zukunft/ihrem Weg*: »Da ist ja noch etwas. Du stehst frei.«

Über sich: »Die Anstrengung fällt ab. Ich spüre, wie anstrengend es war.

Muskelkater macht sich bemerkbar. Ich spüre, ich habe selber Kraft.«

Sie schaut nochmal bewusst zu *ihrem Weg*: »Es schaut gut aus. Viel befreiter.«

Der Weg: »Dein Weg geht über die Insel hinaus weiter.«

Manchmal verurteilt ein Nachkomme die **Haltung eines Vorfahren,** der Schlimmes erlebt hat, z. B. Krieg, Flucht etc. – ohne zu reflektieren, dass diese Situation und Handlungen für ihn ein Überlebensmechanismus war, um weiterzuleben.

Menschen, die privat und/oder beruflich viel in der Welt unterwegs sind, haben oft ein Thema mit **‚dem richtigen Platz‘** in ihrer Ursprungsfamilie.

Manche Kinder werden von ihren Eltern **verwechselt.** Sie stehen z. B. am Platz einer früheren Geliebten, einem früheren Verlobten, einer früh verstorben Tante – sozusagen einem Geschwister der Eltern.

Wie kann ich meine Kraft beruflich einsetzen?

Frau P. (45 J.) beschrieb ihre beruflichen Projekte als ‚oft schwer und zäh‘.
Ihr Wunsch war: »Ich möchte endlich mit meiner Kraft verbunden sein und meine Stärken leben.«

Aufgestellt wurden

- Frau P.
- Die Kraft

später

- Die ‚eigentliche' Kraft von Frau P.

Aufstellungsergebnis

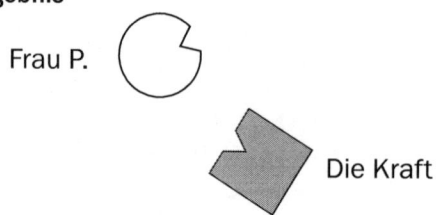

Frau P.

Die Kraft

Frau P.: »Ich habe keine Lust auf das Thema. Ich möchte lieber spazieren gehen.«

Kraft: »Ich habe keine Kraft. Ich bin schwach. Ich bin es nicht. Ich bin schwer. Ich bin ein Energiefresser pur und habe keinen fruchtbaren Boden.«

Frau P.: »Das habe ich nicht erkannt und gesehen.«

Hinter *der Kraft* taucht testweise eine zweite Position auf. Sie entpuppt sich als *die ‚eigentliche' Kraft*. Die Klientin hatte ‚Kraft' mit etwas anderem verwechselt.

Sobald sich *die ‚eigentliche' Kraft* zeigt, kann sie von *Frau P.* gesehen und angenommen werden. Es wird klar: Jetzt fühle ich mich stark genug, um Neues anzupacken.«

Verwechslung

Manchmal hat man keinen Zugang zu etwas, eine Ressource wird mit etwas anderem verwechselt – man nimmt sie gar nicht wahr. Etwas Bestimmtes wird z. B. als eine **Kraftquelle** gesehen – in Wirklichkeit ist dies keine Quelle, sondern zehrt nur Energie. Wird die Verwechslung erkannt, bekommt man den Zugang zu dem, was wirklich gut tut.

Schwächeanfälle

Herr K. (52 J.) berichtete von immer wiederkehrenden Schwächeanfällen. Durch eine Aufstellung wollte er die Ursachen dafür klären, bzw. er wünschte sich, dass sie verschwinden.

Aufgestellt wurden

- Herrn K.
- Das, was zu lösen ist, damit die Schwächeanfälle von Herrn K. ‚verschwinden‘

später

- Vater von Herrn K.
- Weitere Vorfahren

Aufstellungsergebnis

Gleich zu Beginn zeigte sich, dass *Herr K.* sehr viele Lasten trug. Sie drückten ihn mittlerweile sehr. Er hatte sie von seinem Vater übernommen. Dieser wiederum trug viel von seinen Vorfahren. Es war ein Muster in dieser männlichen Linie, ‚Päckchen an die Nachkommenden weiterzugeben‘.

Im Moment hatte er fast keine Kraft mehr und reagierte sofort mit Schwächeanfällen, wenn ihm etwas zu viel war, bzw. noch ein zusätzliches Päckchen dazukam.

Sobald *Herrn K.* dieser Mechanismus während des Aufstellungsverlaufs bewusst wurde, konnte er symbolisch ‚alles Schwere‘ an *seinen Vater* zurückgeben. ‚Einiges‘ gehörte *dem Vater,* ein Großteil musste jedoch noch viel weiter an die *früheren Vorfahren* zurückgegeben werden.

Herr K. tat dies mit den Worten. »Ich kann dies alles nicht mehr tragen. Über dich, Vater, kam es zu mir und ich gebe es dir zurück, damit es dahin kommt, wo es hingehört.«

Nachdem er diese Worte ausgesprochen hatte, spürte er deutlich, wie ihm plötzlich leicht zu Mute war: »Jetzt spüre ich, wie viel Kraft und Lebendigkeit ich habe.«

Lasten der Vorfahren

Es ist wichtig, seine Vorfahren zu sehen, wie sie sind bzw. waren und sie damit zu achten. Sich in ihr Schicksal einzumischen, indem man versucht ihnen etwas **abzunehmen** und es sich dadurch selbst etwas schwerer zu machen – weil man meint, man hätte die Kraft dazu, vielleicht sogar mehr Kraft als sie selbst, oder meint, es aus familiärer Loyalität oder falsch verstandener Liebe tun zu müssen – ist der falsche Weg.
Diese Vorgänge laufen sehr unbewusst ab und sind immer wieder gerade in klassischen Familienaufstellungen zu beobachten.

Diese Haltung bringt auch den Ahnen nichts wirklich Positives. Manche reagieren auch sehr ungehalten darüber. Der eigene Weg wird so beschwert und eigene Aufgaben und ureigene Bestimmung werden nicht frei und unbelastet gestaltet und gelebt.

Die Ahnen sind ‚meist‘ sehr froh, wenn die Päckchen am richtigen Platz sind und freuen sich, wenn jene, die nach Ihnen kommen, ‚ihr Eigenes‘ leben, es ihnen gut geht und der **Lebensfluss** weiterfließt.

GEFÜHLE: Wut/Aggression/Ärger/Trotz

Die Aggression der Männer: Wenn die richtigen Herausforderungen fehlen

Wie Frau B. (53 J.) berichtete, litt sie sehr darunter, dass in der Familie ihres Mannes – nach ihren Angaben – viel Aggression vorhanden war. Belastend empfand Frau B. aber vor allem das aggressive Verhalten ihrer Söhne und deren Alkoholkonsum.

Es wurde vereinbart, das anzuschauen, was die Familie so dominierte.

Aufgestellt wurden

- Frau B.
- Das, was da in der Familie dominiert

später

- Das, was Frau B. unter Aggression versteht (Sohn von Frau B.)
- Das, was ihr Sohn als Gegner braucht und sucht
- Das, was der Sohn mit seiner Kraft positives anfangen könnte (ein Tätigkeitsfeld)
- Der Vater des Sohnes von Frau B.

Aufstellungsverlauf

Frau B. steht in einer Art Abwartehaltung, ist wackelig und unsicher.

Das, was dominiert fühlt sich zunächst sprachlos.

Frau B.: »Ich warte, dass du in Aktion trittst.«

205

Das, was dominiert: »Dazu habe ich jetzt keine Lust.«

Frau B. lauert: »Ich kann mich nicht entspannen, weil da gleich etwas passiert.« Sie steht mit verschränkten Armen da.

Das, was dominiert: »Sie macht aus einer Mücke einen Elefanten.«

Das, was die Klientin als Aggression versteht wird dazu gestellt. Die Position entpuppt sich als Sohn von Frau B.

Das, was Frau B. als Aggression versteht *(Sohn)*: »Ich überschreite bewusst die Grenze. *Frau B.* provoziert mich.«

Frau B.: »Das ist ein Machtkampf, ein Zwergenaufstand.«

Das, was Frau B. als Aggression versteht (Sohn): »Sie unterschätzt meine Kraft.«

Frau B.: »Du hast keine Kraft, du kannst mich gar nicht provozieren.«

Das, was Frau B. als Aggression versteht (Sohn): »Dass *Frau B.*, die Mutter, mich nicht ernst nimmt, macht mich wütend. Sie spielt mit mir.«

Frau B.: »Ich habe keinerlei Aggression.«

Das, was dominiert: »Ich bin mit *dem, was Frau B. als Aggression versteht (Sohn)* wie ein Zwilling. Ich habe das Gefühl, *Frau B.* kontrollieren zu müssen.«

Frau B. liebevoll: »Ich würde dich gerne umarmen. Ich hab dich wahnsinnig lieb.«

Das, was Frau B. als Aggression versteht (Sohn): »Es ist zum wahnsinnig werden, da kannst du dich nur betrinken. Ich geh jetzt.« Sie schüttelt den Kopf: »Das ist völlig sinnlos.«

206

Frau B.: »Ich will mich nicht mit dir streiten.«

Das, was Frau B. als Aggression versteht (Sohn): »Ich muss meine Grenzen kennenlernen.«

Das, was Frau B. als Aggression versteht (Sohn) als *Gegner braucht und sucht*, wird dazugestellt.

Der Gegner wendet sich an *das, was Frau B. als Aggression versteht (Sohn)*: »Du braucht ein Feld, um dich auszutoben, einen riesigen Abenteuerspielplatz.«

Das, was der Sohn mit seiner Kraft im Positiven anfangen könnte, (ein Tätigkeitsfeld) wird dazugestellt.

Das, was Frau B. als Aggression versteht (Sohn): »Ich brauche erst meine Grenzen, dann ein Tätigkeitsfeld. Es ist eine ganz neue Erfahrung, so was zu haben.« Er nimmt *das, was in der Familie dominiert* an die Hand.

Als Ressource für den Sohn wird noch *der Vater* dazugestellt.

Das, was Frau B. als Aggression versteht (Sohn): »Nun ist es gut.«

In der Aufstellung zeigte sich sehr deutlich, was der Sohn gerade für seinen Entwicklungsprozess brauchte: Er benötigte jemand zum ‚Kräftemessen‘ – auch die Mutter wurde hierfür ‚benutzt‘.

Das Alkoholproblem war eher aus ‚Verzweiflung‘ entstanden, da der Sohn seine Kräfte nicht ‚richtig‘ nutzte und ihm geeignete ‚Herausforderungen‘ fehlten.

Sinnvolle Aufgaben

Manche Menschen haben sehr viel Kraft. Gibt es dafür privat und beruflich keine Einsatzmöglichkeiten, staut sich diese ungenützte Kraft z. B. in Form von **Aggression** an.

Manchmal fehlen Menschen – auch Jugendlichen – Herausforderungen, die Spaß und Freude bereiten. Sie greifen aus Verzweiflung u. a. zu **Alkohol**, um sich zu betäuben oder in einen anderen Zustand zu versetzten.

Ein **Kräftemessen** ist für manche Heranwachsende sehr wichtig. Finden sie keinen geeigneten ‚Sparringspartner' oder eine geeignete Betätigung, um sich auszutoben, wirken sie dadurch latent aggressiv.

Kann die Kraft für ein sinnvolles Betätigungsfeld eingesetzt werden, entspannt sich der Gefühlszustand der Aggression sofort.

Den eigenen Platz einnehmen

Herr C. (43 J.) berichtete im Vorgespräch, dass er große Mühe hatte, sich ‚richtig' im Unternehmen seiner Familie, einem großen Gastronomiebetrieb, zu positionieren.

Zum einen hatte er manchmal das Gefühl, von seinem älteren Bruder dominiert zu werden, zum anderen fühlte er sich vom Umfang der Arbeit oft physisch und psychisch überfordert.

Außerdem machte ihm die mangelnde räumliche Distanz seiner Privatwohnung zum Arbeitsplatz sehr zu schaffen. Nach seinen Angaben erschwerte gerade diese Tatsache, dass er sich deutlicher abgrenzen und seine Privatsphäre besser schützen kann.

Aufgestellt wurden

- Herr C.
- Der ‚richtige' Platz von Herrn C.

später

- Die Fremdenergie, die den Platz von Herrn C. einnimmt
- Die Möglichkeiten, die Herr C. in seinem Leben verwirklichen kann, wenn er auf ‚seinem richtigen' Platz steht

Aufstellungsverlauf

Das erste Aufstellungsbild zeigte, dass *Herr C.* sehr stark schwankte und keinerlei Bodenhaftung verspürte. Sein Blick war ‚nach oben' in Richtung Himmel gerichtet.

Der weitere Aufstellungsverlauf offenbarte, dass der richtige Platz von *Herrn C.* ‚besetzt' war. Er hatte seinen Platz anscheinend an *eine Fremdenergie* abgegeben, die seinen Platz auch sehr gerne einnahm.

Der notwendige Lösungsschritt war, dass diese Fremdenergie von *Herrn C.* ‚ins Licht geschickt' wird.

Herr C. weigerte sich erstaunlicherweise zunächst, dies auch wirklich zu tun. Stattdessen nahm er eine kindliche Trotzhaltung ein, die ihm sehr große Macht und Dominanz verlieh. Damit spiegelte er die Verhaltensweise, die er ursprünglich gegenüber seinem älteren Bruder einnahm.

Als er nach einiger weiterer Prozessarbeit doch noch seinen Platz einnahm, konnte *Herr C.* zum ersten Mal eine intensive Bodenhaftung verspüren. Plötzlich hatte er jedoch Angst, ihm würde dadurch seine Freiheit, sich ‚frei' bewegen zu können, entgleiten.

Um zu verhindern, dass er wieder in seine alten Verhaltensmuster zurückfiel, nahm die Aufstellungsleiterin einen weiteren Stellvertreter in den Aufstellungsprozess mit auf, der die *Möglichkeiten, die Herrn C. im*

209

Leben offen stehen, wenn er seinen ‚richtigen' Platz voll und ganz aus-
füllt und einnimmt, symbolisierte. Herr C. fand sehr schnell großen Gefallen daran. Seine Angst und die Bedenken verschwanden umgehend.
Nach einiger Zeit erkannte er sogar, dass er beides haben konnte: »Ich
kann mich frei bewegen und alle meine Möglichkeiten im Leben wahrnehmen, sobald ich fest auf meinem eigenen Platz stehe.«

Trotz gibt Macht

Beweglichkeit: Manchmal meinen Menschen, sie seien ‚beweglich', obwohl
sie es nicht wirklich sind. Erkennen kann man dies z. B. daran, ob es möglich
ist, eigene **Vorhaben/Ziele** gut zu ‚verwirklichen' oder nicht.

Auf was oder wen bin ich wirklich ärgerlich?

Frau T. (38 J.) empfand ihrem Vater gegenüber (oder sobald sie jemand an ihren
Vater erinnerte) sehr negative Gefühle.

Sie wollte durch eine Aufstellung Klarheit darüber erlangen, warum sie ihren Vater
kaum in ihrer Nähe ertragen konnte. Geradezu allergisch bzw. ärgerlich (‚sauer')
reagierte sie auf ihn. Frau T. wirkte sehr rigide und verhärmt. Auch war sie extrem
dünn.

Aufgestellt wurden

- Frau T.
- Das, was zu lösen ist (in Bezug auf den Ärger)

später

- Der Vater
- Michael, der Bruder von Frau T. (also Sohn vom Vater)
- Die Mutter

Aufstellung

Frau T.: »*Das, was zu lösen ist,* ist mir extrem unangenehm und hängt an mir.«

Das, was zu lösen ist: »Ich fühle mich extrem schwer.«

Auf die Frage der Aufstellungsleiterin nach besonderen Ereignissen, gab Frau T. an, dass sich ihr Bruder im Alter von 30 Jahren das Leben genommen hatte.

Es werden ihr *Vater* und *der Bruder Michael* dazugestellt.

Der Vater regungslos: »Ich spüre nichts, keine Trauer.« Er deutet auf seinen Sohn: »Ich bin nur wütend, weil er gegangen ist.«

Die Aufstellung zeigte den wahren Grund: *Der Vater* war gefühlsmäßig noch nicht über den Selbstmord *des Sohnes,* dem Bruder von Frau T., hinweggekommen. Er war sauer auf ihn, weil er gegangen war. Die eigene Trauer um ihn wollte er nicht spüren.

Frau T. spiegelte im Grunde das Verhalten ihres *Vaters.* Auch sie war extrem ‚sauer‘ auf *ihren Bruder.*

Nachdem sowohl *der Vater* als auch *die Schwester, Frau T.,* so heftig reagierten, befragte die Aufstellungsleiterin *den Bruder (Sohn),* wie es ihm ‚damit ginge‘, dass er freiwillig aus dem Leben geschieden war.

Er antwortete: »Ich bin zufrieden mit meiner Entscheidung. Ich habe noch nie darüber ‚nachgedacht‘, wie meine zurückgebliebenen Angehörigen unter meinem Freitod leiden.«

Nachdem alle nun ihre ‚wahren' Gefühle aussprechen konnten und alle Emotionen ‚ans Licht' gekommen waren, stellte sich auch bei *Frau T.* ein sehr ‚friedvolles' Gefühl ein.

Frau T. konnte schließlich sogar näher auf *ihren Vater* zugehen und konnte ‚dessen' Umgang mit dem Tod des Sohnes, ihrem Bruder, akzeptieren.

Sie selbst fand zum ersten Mal Nähe und Halt bei ihrer *Mutter*, die dazugestellt wurde.

Zum Kursende machte die Klientin einen wesentlich gelösteren Eindruck, als zu Beginn.

Leiden ist leichter als LÖSEN?

Hinter Ärger steckt oft **Trauer.** Oft entscheiden sich Menschen lieber dafür, ärgerlich zu sein, als ihre Trauer zuzulassen. Sie meinen z. B.: Den Schmerz nicht aushalten zu können, von ihm überrollt zu werden, daran zu Grunde zu gehen, meinen, es bricht einem das Herz …, haben das Gefühl, gerade keine Zeit/keinen geschützten Raum dafür zu haben …

Auf Dauer ist diese Haltung jedoch sehr kräftezehrend und hält davon ab, das eigene Leben zu leben. Der Zugang zu angemessenem Trauergefühl in neuen Lebenssituationen ist dadurch blockiert.

Irgendetwas fehlt mir im Leben

Frau B. (42 J.) hatte das Gefühl, dass ihr in ihrem Leben ‚etwas' fehlen würde. Sie konnte dieses ‚Etwas' nicht benennen. Stattdessen beschrieb sie den ‚gefühlten Mangel' mit einer Geste, einer Art Fingerschnipsen, begleitet mit den Worten: »Das fehlt mir.«

Aufgestellt wurden

- Frau B.
- Das, was Frau B. fehlt

Aufstellungsverlauf

Das, was Frau. B. fehlt, entpuppte sich als ein eigener ausgegrenzter Teil: »Ich bin das i-Tüpfel; das, was dem eigenen Leben die Würze gibt.«

Frau B. reagierte zunächst mit Widerstand auf die gerade gehörten Äußerungen: »Ich kann mich nicht bewegen, ich leide.«

Sie war nicht dazu zu bewegen, sich umdrehen zu wollen und verfiel in ein kindliches Trotzverhalten. Sie ballte die Fäuste und stampfte mit den Füßen auf.

Wie Frau B. an dieser Stelle selbst berichtete, wurde ihr Trotzverhalten in der Kindheit streng verboten und entsprechend sanktioniert. Anscheinend war bei ihr ein großes ‚Nachholbedürfnis' vorhanden.

Frau B. genoss sichtlich die Aufmerksamkeit, die ihr durch die ‚Zuschauenden' zuteil wurde.

Frau B.: »Es ist toll, dass ich mal richtig trotzen durfte.«

Erst nachdem *Frau B.* ihre ‚Trotzphase' komplett beendet hatte, erklärte sie sich bereit, sich zu *dem, was ihr fehlt* umzudrehen, um es kennenzulernen. Irgendwie kam ihr das Fehlende auch schon bekannt vor. Sie

213

freundete sich schnell mit dem wiedergefundenen Teil an: »Jetzt fühle ich mich rund und komplett.«

Ausgeschlossene Teile (Gefühle) wollen integriert werden und ihren angemessenen Platz einnehmen. In bestimmten Lebensphasen machen sie besonders auf sich aufmerksam.
Manchmal ist es sehr heilsam, **‚unerlaubte' Gefühle** (in einem geschützten Rahmen) endlich zu spüren.

GEFÜHLE:
Spannung/Stress/Druck/Sorge/Angst

Ich stehe ständig unter Spannung

Herr G. (38 J.) hatte das Gefühl ‚ständig unter Spannung zu stehen'. Der Klient sah darin auch die Ursache für seine beruflichen Probleme: »Dies hindert mich, beruflich voll präsent zu sein.«

Der Wunsch des Klienten, Herrn G., war: »Ich möchte endlich wieder spannungsfrei sein.«

Aufgestellt wurden

- Herr G.
- Das, was zu lösen ist, damit Herr G. wieder spannungsfrei ist

Aufstellungsergebnis

Gleich zu Beginn der Aufstellung zeigte sich bei *Herrn G.* eine starke Müdigkeit und Lethargie.

Im weiteren Prozessverlauf wurde offensichtlich, dass die Haltung von *Herrn G.* entscheidend durch die Vorstellung geprägt war: Alle anderen sind verantwortlich. Wie *Herr G.* auch zugab, setzte er diesen Vorwurf gerne als Spielmuster ein.

Der Aufstellungsverlauf brachte *Herrn G.* die Erkenntnis: »Ich habe selber die Wahl. Es macht mich ohnmächtig, nur andere entscheiden zu lassen. Das, was zu lösen ist, kann ich ohne Emotion rausschicken. Ganz einfach. Es war nur ein Spiel.«

Viele Krankheiten und Befindlichkeitsstörungen basieren auf **Verhaltens- bzw. Spielmustern,** die verabschiedet werden können.

Ständige Anspannung

Frau O. (43 J.) beklagte, dass sie ständig das Gefühl hatte, ‚unter Spannung' zu stehen. Sie konnte sich nur schlecht entspannen, nie kam sie zur Ruhe. Ständig hatte sie etwas zu tun, zu erledigen, zu arbeiten, sie war ‚am Wirbeln'.

Vor allem aber war Frau O. sehr beunruhigt darüber, dass sie bei ihrer Tochter bereits ein ähnliches Verhaltensmuster feststellen konnte.

Aufgestellt wurden

- Frau O.
- Das, was zu lösen ist, damit sie sich entspannen konnte
- Der eigene Weg

später

- Eine Vorfahrin von Frau O.
- Die Kinder der Vorfahrin

Aufstellungsverlauf

Im ersten Aufstellungsbild stand *Frau O.* mit geballten Fäusten im Raum.

Im Verlauf der Aufstellung zeigte sich jedoch, dass der Ursprung, der Grund für ihre Gefühle, ‚ständig etwas tun zu müssen', nicht ihr Thema war. Sie hatte es von ihren weiblichen Vorfahren übernommen. Diese wurden dazugestellt.

Die Vorfahrin berichtete während der Aufstellung, dass sie das Empfinden hatte, ‚während eines Krieges auf der Flucht zu sein'. Sie spürte sehr deutlich ihre Angst um ihre Kinder. Auch war ihr das Stressgefühl, das sie hatte, bis sie sich wieder an einem neuen Platz eingerichtet hatte, noch sehr gegenwärtig.

Dieses, einige Zeit vielleicht überlebensnotwendige ‚Stress-/Anspannungsmuster' wurde offensichtlich in der Familie von einer Generation an die nächste weitergegeben.

Sobald *Frau O.* erkannte, dass sie mit dem Schicksal *ihrer weiblichen Vorfahrin* sehr verbunden und verstrickt war, kamen ihr die ersten Tränen.

Nun wurde ein weiterer Stellvertreter für *den eigenen Weg* der Klientin ins Bild gestellt.

Zuerst war die Aufmerksamkeit von *Frau O.* noch voll auf *die Vorfahrin* gerichtet. Sie nahm *ihren eigenen Weg* noch gar nicht war.

Ein lösender Satz wurde vorgeschlagen, den Frau O. auch gleich aussprechen konnte: »Dein Schicksal berührt mich sehr, aber es ist deins und ich lasse es bei dir.«

Nachdem dieser Satz ausgesprochen war, konnte sie zum ersten Mal *ihren eigenen Weg* sehen.

Auch *die Vorfahrin* verspürte große Erleichterung. Die Verstrickung mit *Frau O.* hatte sie anscheinend auch sehr belastet. Sie wandte sich dann mit folgenden Worten an *Frau O.*: »Es ist Zeit, dass du dich um dein Leben kümmerst. Deine Kinder brauchen dich. Meinen Segen hast du.«

Frau O. fühlte sich sehr befreit und erleichtert. Sie konnte sich nun umdrehen und leichten Schrittes *zu ihrem Weg* in die Zukunft gehen.

Zwei Tage später gab die Klientin eine Rückmeldung: »Etwas Wesentliches hat sich geändert: Ich fühle mich viel ruhiger.«

Manchmal werden **Verhaltensmuster bzw. Traumata-Reaktionsmuster** von Vorfahren übernommen, die ein ‚schweres‘ Schicksal zu erleiden hatten.

Die Nachkommen ‚fühlen‘ oder ‚verhalten‘ sich dann so, als ob es ihr ‚eigenes‘ Erleben gewesen wäre, obwohl die Ursachen schon viele Generationen zurückliegen.

Diese übernommenen Gefühle hindern aber die Nachkommen daran – sehr zum Leidwesen der Vorfahren – ihren **‚eigenen‘ Weg** zu gehen.

Wird es den Vorfahren ermöglicht, sich auf ihren ‚richtigen‘ Platz zu stellen, werden die Vorfahren in ‚richtiger‘ Art und Weise ins System mit einbezogen, dann können gerade die Vorfahren mit harten und schweren Schicksalen zu einer großen Kraftquelle für die Nachkommen werden. Durch ihr besonderes Schicksal konnten sie besondere Kräfte entwickeln. Von diesen Erfahrungen können die Nachkommen positiv profitieren.

Was macht mir ständig Druck?

Frau A. hatte seit langer Zeit immer wieder neue körperliche Erkrankungen. Akut litt sie daran, dass sie ein ‚ständiges‘ Druckgefühl empfand. Der Wunsch von Frau A. an die Aufstellung war: Sie wollte endlich frei sein, um ihr Leben so zu gestalten, dass sie all die Dinge tun konnte, die ihr wichtig waren.

Aufgestellt wurden

- Frau A.
- Das, was auf Frau A. lastet

später

- Der Ehemann von Frau A.
- Das Gebäude (300 Jahre alter Familiensitz)
- Eine Tote, die im Haus von Frau A. vor langer Zeit verstorben war (die Verstorbenen)

Aufstellungsverlauf

Frau A. steht wie angewurzelt im Raum: »Ich bin ganz schön schwer. Das ist heftig und viel.«

Das, was auf Frau A. lastet, zittert: »Ich bin auch angewurzelt. Meine Beine sind schwer. Ich bin unten schwer und oben beweglich. Meine Beine kribbeln.«

Ein ganzer Turm aus Kissen wird symbolisch für das Schwere, die Last, vor ihr aufgebaut.

Frau A.: »Meine Beine sind immer noch schwer – aber es ist etwas besser.«

Das, was auf Frau A. lastet: »Das Ganze gehört zur Familie. Da gibt es was mit dem Ehemann zu klären.«

Um die Situation zu klären, wurde *der Ehemann von Frau A.* dazugestellt. Dieser wollte mit der Situation jedoch nichts zu tun haben und ,schaute nur aus dem Fenster'.

Durch den weiteren Aufstellungsverlauf zeigte sich, dass *Frau A.* etwas verwechselt hatte. Die Pakete gehörten nicht, wie sie vorab dachte, *zum Ehemann.*
Sie entschuldigt sich bei ihm: »Ich habe dich verwechselt.«

Das sehr alte Gebäude aus dem 17. Jahrhundert, in dem der Familienbetrieb ansässig war, wurde dazugestellt. Es war anscheinend in früherer Zeit ,so etwas', wie ein Lazarett gewesen, in dem sehr viele Menschen verstorben waren.

Ein weiterer Stellvertreter für *die Verstorbenen* in diesem Gebäude wurde dazugestellt. Sie legten sich sofort auf den Boden.

Sowohl *Frau A.* als auch *der Ehemann* schienen mit dem Schicksal *der Verstorbenen* eng verbunden. Fast wirkte es so, als ob sie selbst in einem ,früheren' Leben bei den Geschehnissen dabei gewesen wären.

Das, was auf Frau A. lastet gehörte offensichtlich *zum Gebäude*, mit dem *Frau A.* sehr eng durch den Betrieb ihrer Familie verbunden war.

Nachdem die Verwechslung geklärt war, konnte *der Ehemann* sofort wieder ein Stück weiter ins System zurückkommen.

Frau A. verneigte sich vor *den Verstorbenen* mit den Worten: »Euer Schicksal berührt mich sehr.«

Der Ehemann: »Ich war damals dabei und konnte nichts tun. Es tut mir sehr leid, dass ich nichts für euch tun konnte.« (Info: Er war in seinem jetzigen Leben Arzt.)

Die Verstorbenen reagierten sehr abweisend: »Bitte lasst mich in Ruhe und lebt euer Leben.«

Der Ehemann: »Jetzt geht es mir besser.«

Frau A.: »Mir auch, aber ich bin noch traurig.«

Der Ehemann steht jetzt näher bei der Familie: »Endlich ist das Ganze gelöst. Mehr geht jetzt nicht. Es ist ein guter Zustand jetzt für mich.«

Frau A.: »Für mich ist es besser, ich bin ruhig.«

Die Verstorbenen: »Es ist jetzt gut.«

Der richtige Platz für Lasten

Ehepartner übertragen sich immer wieder ,**Päckchen'**. Es ist jedoch wichtig, die Lasten dahin zurückzugeben (bzw. dort zu lassen), wo die Lasten wirklich hingehören.

Orte erinnern sich an frühere Ereignisse.

Verstorbene Seelen wollen ihre **Ruhe** haben.

Die Bankenkrise: ,Der Scheinriese'

Folgende Aufstellung fand während eines Aufstellungsseminars statt, das ,zufällig' am Tag nach dem Bekanntwerden der Bankenkrise 2008 durchgeführt wurde.

Ziel der Aufstellung war, die Ursachen für die Bankkrise zu erkennen und zu verstehen, welche Auswirkungen auf Deutschland durch die Krise zu erwarten sein würde.

Aufgestellt wurden

- Die Verursacher der Bankenkrise
- Deutschland

später

- Das, was Deutschland braucht

Aufstellung

Erstes Bild

Deutschland bewegt sich suchend und etwas orientierungslos im Raum: »Ich kenne meinen Platz nicht. Ich weiß nicht, was mich interessiert. Mit *den Verursachern der Bankenkrise* kann ich nichts anfangen.«

Die Verursacher: »Ich hänge in der Luft und habe keine Bodenhaftung. Ich bin quirlig. Ich habe ein Gefühl von Freiheit. Erst empfand ich meine Unsicherheit negativ, mittlerweile hat sie auch was positiv befreiendes, ein Gefühl der Freiheit.« *Die Verursacher* drehen sich zur Bekräftigung mit ausgestreckten Armen im Kreis: »Ich brauche Abstand von *Deutschland.* In Wirklichkeit habe ich Angst vor *Deutschland.* Das erzeugt Abwehr.«

Deutschland: »Irgendetwas kenne ich. Ich habe kein Ziel.«
Das, was Deutschland braucht wird dazugestellt.

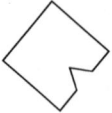 Deutschland: »Es geht mir viel besser. Alles wird etwas spielerischer. *Das, was Deutschland braucht,* ist sehr freundlich.«

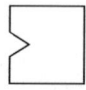 Verursacher: »Ich möchte den Kontakt zwischen *Deutschland* und dem, *was Deutschland braucht,* unerkannt stören. Ich will meinen Einfluss nicht zeigen.«

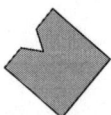 Das, was Deutschland braucht: »Ich bin wahnsinnig stabil. Verankert, wie ein Betonsockel, fest, ganz groß, mächtig, etwas größeres, eine Übermacht.«

Die Verursacher: »Ich werde nervös, wenn *Deutschland* und das, *was Deutschland braucht* sich annähern. Ich will dies unbedingt verhindern. Je näher sich die beiden kommen, desto schwieriger wird es, unerkannt zu stören.«

Deutschland: »*Die Verursacher* bringen Unruhe.«

Deutschland geht näher auf das, *was es braucht,* zu.

Die Verursacher durchkreuzen immer noch den Weg zwischen den beiden.

Das, was Deutschland braucht, schaut lachend beim Durchkreuzen zu und bemerkt: »Ein ‚Scheinriese‘ schrumpft.«

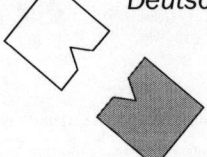 *Deutschland* nähert sich an

Das, was Deutschland braucht: »Ich will von *Deutschland* aufgenommen werden, ich biete Stabilität, nichts Abgehobenes.«

Die Verursacher wollen *Deutschland* von der Kontaktaufnahme zu dem, was *Deutschland braucht,* abhalten. Sie versuchen sich hinter *Deutschland* zu verstecken und ihm unerkannt in den Rücken zu fallen.

Die Verursacher: »Ich will *Deutschland* schwächen, bin aggressiv. Ich brauche Macht über etwas. Das versuche ich mit allen Mitteln aufrecht zu erhalten. Das ist meine Essenz.«

Deutschland: »Das geht mich nichts an. Es berührt mich nicht. Ich bin gegenüber *den Verursachern* gefühllos. Bei dem Film spiele ich nicht mit.«

Die Verursacher haben Unruhe gestiftet. Sie schwanken.

Die Verursacher: »Ich habe es nicht wirklich begriffen. Ein Teil sagt, es darf nicht sein. Der andere Teil sagt, es darf sein. Etwas ist zu Ende. Es hat mit zur Ruhe zu kommen zu tun. Jetzt ist es gut. Das Ganze hat mit Macht und Manipulation zu tun. Das kleine innere Kind weint jetzt. Das Machtspiel bringt nichts mehr. Ich bin der Macht müde. Ich spüre die Macht von *Deutschland*. Ich zweifle, ob ich *Deutschland* etwas entgegenzusetzen habe.«

Die Verursacher zeigen unterschiedliche Phasen von Gefühlszuständen wie machtvoll sein, jammern, enttäuscht sein: »Ich bin traurig und weine meine Tränen im stillen Kämmerlein, zeige sie nicht, ich triefe vor Selbstmitleid, ich bedaure mich selbst sehr. Ich bin entlarvt.«

Deutschland hat das, was es braucht, inzwischen aufgenommen und integriert.

Deutschland: »Das ‚deutsche Biedersein' wird durch das, was ich brauche aufgelockert. Ich kenne mein Fundament, ich werde es jetzt spielerisch gebrauchen – nicht erstarrt. Die Verursacher waren nie eine ernsthafte Bedrohung.«

Die Verursacher: »Ich habe viel Trotz. Ich wusste von Anfang an, dass ich auf verlorenem Posten stand. Ich habe lange genug wie eine Sternschnuppe für Unruhe gesorgt.«

Alle Teilnehmer der Aufstellung gehen mit einem Gefühl der Gelassenheit und Ruhe nach Hause.

GEFÜHLE: Vertrauen

Das Vertrauen, dass alles gut wird

Frau K. (36 J.) hatte sich gerade selbständig gemacht. Sie war zwar sehr von ihrem Dienstleistungsangebot überzeugt, jedoch hatte sie sich aufgrund der Insolvenz ihrer bisherigen Firma in der sie angestellt gewesen war, sehr kurzfristig für die Selbstständigkeit entschlossen. Sie wurde immer wieder unruhig und machte sich große Sorgen, ob alles denn so klappen würde, wie sie es plante.

Aufgestellt wurden

- Frau K.
- Das Vertrauen, dass alles gut wird

Aufstellungsverlauf

Frau K. fröstelt es: »Das Frösteln kommt von oben über meinen Kopf.«

Das Vertrauen: »Ich bin verspannt, angespannt, nervös, weil sie mich nicht sehen will. Sie ist unmöglich. Ich bin wütend auf sie.« Trotzig meint sie: »Jetzt kommt sie so daher und bittet ...«

Frau K.: »*Das Vertrauen* gefällt mir nicht. Ich spüre mich jetzt aber.«

Das Vertrauen ist etwas ärgerlich: »Plötzlich!«

Frau K.: »Es zieht mich dahin.« Sie deutet aufs Vertrauen: »Ich hätte sie gerne.«

Das Vertrauen deutet auf *Frau K.*: »Sie soll kommen. Du zierst dich total. Ich bin wütend. Du redest und redest ...« *Das Vertrauen* wirkt enttäuscht und sagt: »Ich bin von dir von Anfang an verstoßen worden.«

225

Frau K. etwas überheblich: »Sie soll halt herkommen.«

Das Vertrauen: »Warum soll ich hinkommen? Du tust mir voll leid. Ich täte dir so gut.«

Frau K.: »Ich kann nicht alles tun.« Sie deutet auf *das Vertrauen*: »Sie soll auch kommen.«

Das Vertrauen: »Sie könnte mich wenigstens fragen.«

Frau K., nun ehrlicher: »Könntest du bitte kommen? Es wird mir wärmer, wenn ich dies sage.«

Das Vertrauen: »Es wäre angemessen, gefragt zu werden. Ich wurde verstoßen.«

Frau K. steht widerspenstig da: »Ich hätte sie auch gerne. Diese Bitte kostet mich viel Überwindung.«

Das Vertrauen: »Ich fühle mich noch immer zurückgewiesen. Du hast nicht auf mich gezählt.«

Frau K.: »Mir war nicht klar, dass du immer da warst. Auch war mir nicht klar, dass ich dir vielleicht etwas getan habe.«

Das Vertrauen beharrt auf der Aussage: »Ich fühlte mich von dir verstoßen.«

Frau K.: »Ich dachte, ich muss mich vor dir schützen, dabei brauche ich dich.«

Beide gehen aufeinander zu, halten sich an der Hand und umarmen sich.

Das Vertrauen: »Es tut mir leid, dass wir so getrennt durchs Leben gegangen sind.«

Manchmal wird ein wichtiger **eigener Teil** aufgrund einer (schlechten) Erfahrung negativ bewertet und nicht mehr genutzt.

GEFÜHLE: Neid

Warum sind meine Kollegen neidisch?

Frau O. (42 J.) hatte vor kurzem einen großen Karrieresprung gemacht und wurde ins obere Management ihrer Firma berufen. Sie konnte sich jedoch nicht wirklich über ihren Aufstieg freuen. Seit ihrer Beförderung hatte sie das Gefühl, bei ihren Kollegen auf Ablehnung zu stoßen.
Sie deutete die ‚ablehnenden' Gefühle, die sie verspürte, als Neid. Ihrer Meinung nach missgönnten ihr die Kollegen den Erfolg. Zudem wurden Frau O. verschiedene Äußerungen von Kollegen ‚zugetragen', die sie in ihren Vermutungen noch bestärkten.
Trotz alledem hegte Frau O. aber auch Zweifel, ob sie mit der Interpretation ihrer Empfindungen ‚richtig' lag. Entsprechend fühlte sie sich sehr verunsichert.

Nun wollte sie mit Hilfe einer Aufstellung Gewissheit darüber erlangen, was die ‚wirkliche' (DAS WAS WIRKT) Ursache des veränderten Verhaltens ihrer Kollegen ihr gegenüber war.

Der Auftrag von Frau O. an die Aufstellung lautete: Es sollte geklärt werden, was hinter dem von ihr vermuteten ‚Neid' der Kollegen steckte.

Aufgestellt wurden

- Frau O.
- Die (angeblich) ‚neidischen' Kollegen

später

- Das Selbstbewusstsein
- die Qualität, die Frau O. hilft, zu ihren Kollegen ein besseres und vertrauensvolleres Verhältnis aufzubauen

Aufstellung

Die Aufstellung offenbarte ein für *Frau O.* völlig überraschendes Ergebnis.

Es zeigte sich, dass sie mit *einem sehr starken Selbstbewusstsein* ausgestattet war, von denen sich *die Kollegen* regelrecht eingeschüchtert fühlten. Sie hatten sogar große Angst vor ihr und empfanden sich im Vergleich zu ihr ‚sehr klein‘ und ‚in den Hintergrund gedrängt‘.

Um diese Gefühle zu kompensieren, reagierten die Mitarbeiter und Kollegen mit einer starken Ablehnung und Abwertung auf die neue Vorgesetzte.

Die Reaktionsmuster stimmten mit der Beschreibung von *Frau O.* überein.

Nur: Die Ursache waren nicht Neidgefühle, wie von ihr vermutet, sondern *die Kollegen* reagierten aus einer Art Selbstschutz heraus. Sie empfanden sie einfach als zu stark und begannen, sie abzuwerten und sich selbst ‚aufzuspielen‘, um selbst größer da zustehen.

Um das angespannte Verhältnis von *Frau O.* und *den Kollegen* ‚zu lockern‘ wurde *das Selbstbewusstsein von Frau O.* dazu gestellt. Zuerst stellte es sich in den Vordergrund vor *Frau O.* Ein angemessener Platz war jedoch auf der linken Seite oder hinter ihr.

Zusätzlich wurde noch auf *Frau O.*'s rechter Seite *eine Qualität* positioniert, die wichtig war, so dass sie ihre Position gut ausfüllen und gut mit *den Kollegen* zusammenarbeiten konnte. Sie repräsentierte die Eigenschaften sich berühren lassen, Dinge mit dem Herzen sehen, Weiblichkeit ...

Die Kollegen reagierten sofort sehr positiv auf *die neue Qualität*, entspannten sich und fassten Vertrauen zu *Frau O.* Sie gingen jetzt sogar von sich aus auf sie zu.

Schuldsuche

Häufig ist zu beobachten, dass Wahrnehmungen ‚vorschnell‘ interpretiert werden.

Oft wird jemandem im Außen die Schuld für unbequeme Gefühle, die jemand drittes erzeugt, gegeben und sie werden vorschnell bewertet und interpretiert, wie z. B. »*Der Nachbar ist neidisch*«.

Resonanz

In Wirklichkeit (das, was wirkt) geht es jedoch oft um etwas ganz anderes. Durch das eigene Verhalten, Benehmen, Auftreten wird eine spezielle Reaktion hervorgerufen. Ist man ehrlich zu sich selbst und gesteht sich die eigenen Verhaltensmuster ein, ist eine Änderung im Außen oft ganz schnell zu erleben.

Mit Hilfe einer Aufstellung kann sehr ‚schnell‘ und ‚einfach‘ eine Klärung herbeigeführt werden: **Für welche Gefühlsreaktionen meiner Mitmenschen mir gegenüber bin ich selbst verantwortlich? Was kann ich selbst ändern?**

GEFÜHLE: lustig/traurig sein

Ich bin traurig und bedrückt

Herr N. (50 J.) kam mit dem Anliegen, dass er sich seit einiger Zeit sehr bedrückt fühlte. Seinen Kindern war dies auch schon aufgefallen. Er vermutete eine Midlife-Crisis.

Aufgestellt wurden

- Herr N.
- Das, was ihn bedrückt (entpuppte sich als der verstorbene Bruder)

Aufstellungsverlauf

Herr N.: »Ich schaue mir diese Stelle an und habe diesen Fussel gefunden, ich suche Störungen.«

Der zuschauende Klient nickt, sich erkennend.

Über *das, was ihn bedrückt,* sagt er: »Das da hinten ist dunkel, da schaue ich nicht hin.«

Das, was ihn bedrückt: »Ich beobachte ihn, und ich würde mir wünschen, dass er sich umdreht.«

Herr N.: »Ich bin beschäftigt.«

Das, was ihn bedrückt: »Ich hätte Aufmerksamkeit und Freude zu geben.«

Herr N.: »Das macht mich neugierig. Das da hinten wird bewusster. Es ist wie ein großes Vakuum hinter mir, ein Niemandsland.« Er dreht sich um. »Ich bin überrascht. Ich hatte einen dunklen Gang erwartet.«

Das, was ihn bedrückt, freut sich und entpuppt sich als der verstorbene Bruder.

Herr N.: »Ich bin erstaunt, dass ich dich so anschauen kann.«

Das, was ihn bedrückt (Bruder): »Ich könnte näher kommen, weiß aber nicht, ob es dir gut tut.«

Herr N.: »Ich brauche etwas Zeit. Ich bin ganz überrascht.«

Beide umarmen sich.

Unterdrückte Trauer

Ereignisse, die **nicht angemessen betrauert** worden sind, wirken oft als **Blockade** im Leben.

Wie Trauer blockiert

Monika, eine 18-jährige Schülerin, die kurz vor dem Abitur stand, kam zum Aufstellen mit dem Anliegen, dass sie für sich klären wollte, in welche Richtung es für sie beruflich weitergehen sollte. Ihr eigentlicher Wunschtraum war, in Zukunft als Künstlerin zu arbeiten, doch dies traute sie sich nicht wirklich zu. Insgesamt fühlte sie eine große Unsicherheit und überlegte momentan, ob sie nach dem Abitur ein Jahr aussetzen sollte.

Aufgestellt wurden

- Monika
- Das, wo es für Monika lang geht (nach ihrer Meinung)

später

- Wo es wirklich lang geht (der eigene Weg)
- Trauer um die Trennung von den Eltern
- Trauer um die Beziehung zum Freund
- Die (abgestorbene) Zwillingsschwester von Monika
- Ressourcen
- Eine gute Freundin

Aufstellungsverlauf

Erstes Bild

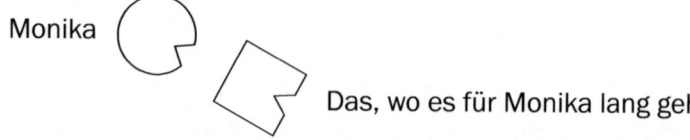

Monika   Das, wo es für Monika lang geht

Monika: »Ich fühle mich eingeschränkt, habe Bauchweh, bin zurückhaltend.«

Das, wo es für Monika langgeht: »Ich bin nicht da, fühle mich nebulös, im Nebel, unklar … so wie sie von mir spricht, sieht sie etwas anderes in mir.«

Aufgrund dieser Bemerkung liegt die Vermutung nahe, dass es sich bei *dem, wo es langgeht,* um eine Art ‚Doppelbelichtung‘ handelt. D. h. es könnte sein, dass *Monika* etwas Falsches in *das, wo es lang geht,* hineininterpretiert, bzw. es verwechselt. Um dies zu prüfen, wird ein weiterer Stellvertreter, *Wo es wirklich lang geht,* mit ins Bild genommen.

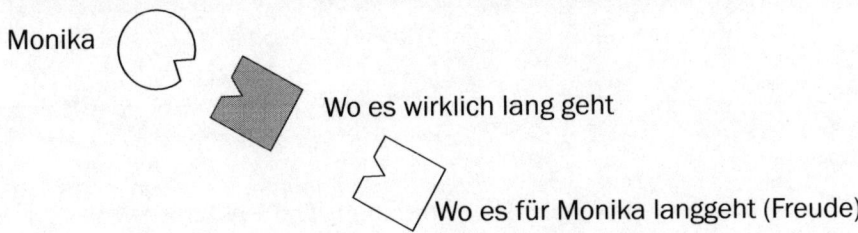

Monika

Wo es wirklich lang geht

Wo es für Monika langgeht (Freude)

Auf *das, wo es lang geht,* hat *wo es wirklich langgeht* sofort eine ‚erlösende‘ Wirkung. Es stellt sichtlich erleichtert fest: »Jetzt kann ich mich umdrehen. Ich bin etwas klarer. Ich bin in Wirklichkeit die Freude und habe erst einen Platz hier, wenn mit der Trauer richtig umgegangen worden ist.«

Monika rollt bei dieser Bemerkung eine Träne über die Wange.

Das Thema ‚Nichtverarbeitung von Trauer‘, das an dieser Stelle durch *das, wo es für Monika lang geht,* zur Sprache gebracht wurde, wird nun angeschaut.

Im weiteren Aufstellungsverlauf zeigt sich, dass *Monika* mit Trennungen (Trennung von den Eltern, Trennung von ihrem ersten Freund) nur sehr schlecht zurechtkam und ihren Trauergefühlen keinen angemessenen Platz geben konnte.

Die tiefere Ursache dafür wiederum lag wahrscheinlich in vorgeburtlicher Zeit. *Monika* trauert anscheinend immer noch um ihre *‚abgestorbene‘ Zwillingsschwester,* die sie im Mutterleib verloren hatte. Als dieses Thema auftauchte, konnte *Monika* es als ‚primäres‘ Thema benennen und zeigte sich davon sehr berührt.

Um ihr ‚Eigenes' leben zu können, war es notwendig, dass sich *Monika* von der *Zwillingsschwester* löste.

Für diesen Prozess wünschte sich Monika eine Unterstützung (Ressource). Es wurden verschiedene Angebote gemacht. Es zeigte sich schließlich, dass »*eine gute Freundin*« an der Seite von *Monika*, eine gute Kraftquelle darstellte. Ihre Eltern waren im Moment keine Stütze für sie.

Hier noch ein Ausschnitt aus dem Dialog mit dem ‚abgestorbenen Zwilling':

Monika sagte *zur abgestorbenen Zwillingsschwester*: »Ich habe ein schlechtes Gewissen, dass ich lebe und du nicht.«

Die Zwillingsschwester: »Ich mache dir keinen Vorwurf. Ich möchte aber gerne meinen Weg gehen und freue mich, wenn es dir gutgeht.«

Die Aufstellungsleiterin machte Vorschläge, wie das Trennungsritual beendet werden kann.

Die Zwillingsschwester beteuert *Monika*: »Meinen Segen hast du.«

Beide umarmen sich zum Abschied, dann geht die Zwillingsschwester.

Nun konnte *Monika* endlich *ihren eigenen Weg und das, was für sie wirklich dran ist,* sehen.

Die Aufstellung enthält folgende Themen:

– **Zwillingsthema**
– **etwas verwechseln**
– **etwas nicht klar sehen**

Alte Traumata wiederholen sich mitunter im Leben.

Ich und ‚das Leben'

Frau H. (38 J.) beschrieb sich als chronisch erschöpft, oft müde: »Ich kann immer schlafen.« Sie fühlte sich ‚schwer', fror leicht und ihr Blutdruck war sehr niedrig. Sie wollte wieder mehr Zugang zum Leben, der Kraft, Freude, Leichtigkeit und Wärme finden.

Aufgestellt wurden

- Frau H.
- Das Leben

Aufstellungsverlauf

Frau H.: »Ich fühle mich wie eine halbe Muschel: Außen graubraun, innen total schön. Ich habe alles Weite vor mir.«
Sie schaut in den Himmel, in die Weite: »Eventuell fehlt mir die zweite Muschelhälfte. Ich habe keinen Kontakt zum *Leben*. Ich bin weit offen.«

Das Leben steht mit verschränkten Armen da: »Vorhin war es sehr kalt.«

Frau H.: »Ich spüre die Kälte. Es könnte sich etwas ändern. Ich will es nicht wirklich. Ich habe Angst.«

Das Leben: »Ich bin müde, gelangweilt.«

Frau H.: »Ich könnte eine Stunde schlafen. Im Rücken zieht es mir. Ich habe eine graubraune Schicht auf mir. Diese hält mich fest. Ich habe mich mit ihr eingerichtet und mich damit abgefunden, dass es so gehört – aber ich weiß bzw. erinnere mich, dass es so nicht stimmt.«

Sie wendet sich um und schaut *zum Leben*: »Komm doch. Irgendwie kenne ich dich. Sie könnte die Schwester sein. In der Erinnerung habe ich eine ‚Schwester/gute Freundin' gesucht. Es hat gedauert, bis ich dich gefunden habe. Jetzt ist es nicht mehr so statisch. Ich könnte mir vorstellen, etwas Schönes zu unternehmen. Freude kommt auf. Ich sehe ein

235

Sommerkleid. Das Gefühl von damals spüre ich: Mädchen sein, wichtige Sachen besprechen ...«

Das Leben: »Ich bin etwas Lustiges.«

Frau H.: »Du könntest die beste Freundin sein. Das hat mir total gefehlt. Es ist eine Lebensqualität.«

Das Leben bzw. *die beste Freundin* stellt sich neben sie auf ihre linke Seite und legt den Arm um sie.

Frau H.: »Jetzt bin ich nicht mehr so müde. Ich dachte nicht, dass es so ‚unstressig‘ ist. Es ist ganz leicht – wie Eis essen, am Steg sitzen und ins Wasser schauen ... .«

Positive Lebensgefühle werden manchmal aufgrund von Ereignissen verdrängt. Sie wollen wieder gelebt werden und machen zum Teil auch durch Körpergefühle auf sich aufmerksam.

GEFÜHLE: Unfall

Unfalltrauma

Herr T. (49 J.) kam zum Aufstellen mit dem Thema »Ich habe das Gefühl, dass ein Teil meiner linken Gehirnhälfte dumpf ist. Im Moment läuft nichts richtig rund.«

Aufgestellt wurden

- Herr T.
- Die rechte Gehirnhälfte (Logik)
- Die linke Gehirnhälfte (Vertrauen)

Aufstellungsverlauf

Es wurden *Herr T.* und seine *beiden Gehirnhälften* aufgestellt.

Zur *rechten Gehirnhälfte* hatte *Herr T.* starke Verbindung, zur *linken* bestand Kontakt. *Die rechte Hälfte* fühlte sich sehr wichtig und repräsentierte die Logik, war jedoch in der Vergangenheit sehr überstrapaziert worden.

Die linke Seite, die sich auch als Vertrauen bezeichnete, fühlte sich traurig und enttäuscht an.

Herr T. wandte sich zu seiner *linken Gehirnhälfte*: »Du hast mich mal sehr enttäuscht.«

Bei den Worten seines Stellvertreters erinnerte sich der zuschauende Klient an folgende Begebenheit: Im Alter von drei Jahren wurde er aufgrund eines Auffahrunfalls durch ein Autofenster geschleudert. Der Unfall traf ihn völlig unvorbereitet, da er auf dem Schoß der Mutter eingeschlafen war. Äußerlich blieb er zwar unverletzt, jedoch seelisch musste der Unfall einen Schock in Bezug auf das Vertrauen ins Leben ausgelöst haben und den Kontakt dazu partiell unterbunden haben.

Nach diversen Lösungsprozessen standen im Schlussbild *Herr T.* in der Mitte, an seiner linken Seite *die linke Gehirnhälfte*, auf der rechten seine *rechte Gehirnhälfte*.

Abschließend stellte sich der Klient selbst ins Schlussbild und sagte: »Nach der Einheit der drei Teile habe ich lange gesucht. Jetzt ist es wieder ein Ganzes. Ich fühle mich angekommen. Toll. Es kribbelt lebendig vom Kopf bis zu den Zehenspitzen.«

Unfallschocks wirken oft traumatisch nach.

Der umgeknickte Fuß

Frau B. (52 J.) kam zum Aufstellen, weil sie sich aufgrund verschiedener Vorkommnisse in der Vergangenheit sehr unwohl und belastet fühlte. Sie wollte wissen, welches Thema eventuell hinter all diesen Ereignissen in ihrem Leben verborgen war.

Aufgestellt wurden

- Frau B.
- Das Schwere, das belastet
- Die Geschwister von Frau B.
- Die Zukunft

Aufstellungsverlauf

Im ersten Bild steht Frau B. sehr fest auf dem linken Bein. Das rechte Bein drehte sie locker in der Luft herum.

Als die zuschauende Klientin dies sah, gab sie folgende Information: »Ich bin vor vier Wochen umgeknickt und habe seit dem Schmerzen im rechten Fußgelenk.«

Durch den weiteren Verlauf der Aufstellung stellte sich aber heraus, dass der rechte Fuß im Grunde sehr beweglich war und schneller weitergehen wollte als der linke Fuß.

In Wirklichkeit hinderte also der linke Fuß *Frau B.* am Weitergehen. Er war, wie sich herausstellte, mit etwas ‚Schwerem‘ belastet.

Frau B. blinzelt ganz stark: »Ich bemühe mich, das Thema zu sehen. Deswegen blinzle ich so stark.«

Um die Gründe für das merkwürdige Verhalten der Stellvertreterin sichtbar zu machen, nahm die Aufstellungsleiterin einen weiteren Stellvertreter für *das Schwere* ins Bild. Dieser legte sich sofort auf den Boden.

Frau B. reagierte sofort positiv auf diese Veränderung und meinte: »Jetzt kann ich ‚klar‘ sehen.«

Durch die Frage der Aufstellungsleiterin an *das Schwere*: »Wer oder was bist du?« konnte der Grund für die Existenz herausgefunden werden: *Das Schwere* stand für ein Ereignis, welches *Frau B.* im Alter von drei Jahren erlebt hatte. Sie stand in sehr starker Resonanz zu ihrer Urgroßmutter. Als diese verstarb, wollte anscheinend ein Teil der Enkelin, also *Frau B.,* mit sterben.

Als das Ereignis benannt war, konnte *das Schwere* erleichtert aufstehen und sich hinter *Frau B.* als Ressource stellen.

Jetzt erwachte auch das Interesse von *Frau B.* wieder und sie fragte nach ihren Geschwistern. Als diese zu ihr mit ins Bild gestellt wurden, hatte sie das Gefühl, als würde sie diese zum ersten Mal richtig sehen. *Frau B.* nahm den Familienverband jetzt als Stärkung wahr und bekam Lust zum fröhlichen Spiel.

Im Schlussbild wurde noch *die Zukunft* von *Frau B.* mit ins Bild gestellt.

Frau B. meint zuversichtlich: »Nun kann ich locker auf sie zugehen.«

Bei manchen Settings weist das aufgestellte Thema auf ein **akutes Körpersymptom** hin.

In dieser Aufstellung wurde der rechte Fuß durch den linken, belasteten Fuß in seiner Beweglichkeit sehr stark eingeschränkt.

Stellvertreter erspüren Körpersymptome sehr differenziert.

GEFÜHLE: Verhaltensauffälligkeiten

Fingerlutschen bei der Arbeit

Eine Mutter wollte klären, warum ihr Sohn Oliver im Alter von 23 Jahren immer noch an seinen Fingern lutschte (die drei mittleren Finger), sobald er sich unbeobachtet fühlte. Den Fingern sah man dies an. Es war ihm peinlich – auch seiner Freundin gegenüber. Der Sohn hatte der Mutter den Auftrag gegeben, für sie zu arbeiten.

Aufgestellt wurden

- Oliver (der Sohn)
- Das, um was es geht

später

- Das, was Oliver braucht

Aufstellungsverlauf

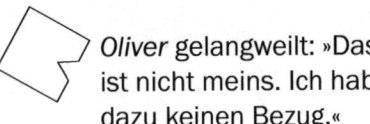

Das, um was es geht, gibt Desinteresse vor: »Ich schaue gerne raus. Ich habe nichts mit dem zu tun.«

Oliver gelangweilt: »Das ist nicht meins. Ich habe dazu keinen Bezug.«

Das, um was es geht: »Es juckt mich, wenn ich näher komme. Ich tue so, als ob es mich nichts angeht.«

Oliver: »Es gehört nicht zu mir. Es macht mir nichts.«

Das, um was es geht: »Ich bin beleidigt, dass er mit mir nichts zu tun haben will.«

Oliver: »*Das, um was es geht* soll mal näher kommen. Es ist mir doch nicht so egal.«

Das, um was es geht: »Wenn ich nah bin, fängt es an zu jucken.«

Oliver S: »Wenn ich ehrlich wäre, hätte ich gerne mehr Kontakt und Aufmerksamkeit.«

Eine Information der Mutter: Oliver war ein sehr selbstgenügsames Kind.

Das, was Oliver braucht
wird dazugestellt

Oliver

Das, was der Oliver braucht: »Wo ist das, um was es geht im Moment?«

Es stellt sich heraus, dass *Oliver* dringend mehr Kontakt zur Außenwelt braucht und die Finger der Ersatz waren, *für das, was wirklich gebraucht wurde.*

Abschließend meint Oliver: »Die Außenwelt lockt mich. Man spürt das Leben. Ich möchte gerne meine Erfahrungen machen.«

Die Mutter, die den Prozess von außen aufmerksam verfolgt hat, ist zuversichtlich, dass nun das Fingerlutschen ihres Sohnes verschwindet.

Ich kann mich schlecht entscheiden

Frau N. (43 J.) kam mit dem Anliegen zum Aufstellungstermin, dass sie sich schlecht entscheiden konnte. Schon einfache Entscheidungsprozesse beim Lebensmittelkauf bereiteten ihr Kopfzerbrechen. Sie fühlte sich durch ihre Entscheidungsunfähigkeit auch beruflich behindert.

Aufgestellt wurden

- Frau N.
- Die Klarheit

später

- Die Entscheidung
- Die Zukunft
- Der Teil, der etwas ändern will
- Das, was die Haltung verursacht hat
- Das Vertrauen

Aufstellungsverlauf

Frau N. und *die Klarheit* werden aufgestellt. Beide stehen sich gegenüber, schauen sich an und lachen wie verrückt.

Frau N. deutete auf *die Klarheit* und biegt sich vor Lachen: »Ich kann sie nicht ernst nehmen.«

Die Klarheit lacht noch mehr: »Ich finde sie lustig.«

Frau N.: »Wir wissen beide nicht, warum wir lachen.«

Ein neues Element, *die Entscheidung* wird dazugestellt.

Die Entscheidung meint: »Die sollen sich entscheiden. Ich gehe nicht weg.«

Frau N. und *die Klarheit* sind weiterhin völlig desinteressiert und lachen weiter.

Frau N.: »Die Entscheidung kommt mir vor wie eine Lehrerin, die man nicht ernst nimmt.«

Die Klarheit: »Ich bin völlig planlos.«

Frau N.: »Ich weiß auch nicht, warum ich mich entscheiden soll.«

Die Zukunft wird dazugestellt.

Frau N.: »Ich brauche die Entscheidung nicht.«

Frau N. und *die Klarheit* haben keinen Leidensdruck.

Der Teil, der etwas ändern will taucht auf.

Die Klarheit: »Es wird etwas ernster.«

Der Teil, der etwas ändern will: »*Frau N.* überspielt etwas. Sie ist etwa 50% ernster.

Frau N.: »Nein, nur 10%.«

Das, was diese Haltung verursacht hat, wird dazugestellt.

Frau N.: »Da schaue ich nicht hin.«

Die Klarheit: »Das will ich nicht.«

Der Teil, der etwas ändern will: »Jetzt wird es ernst. Mir kommt spontan die Zahl zwei.«
(Information der Leitung: Die Zahl ist ein Hinweis auf das Alter der Klientin in dem sich das Ganze ereignet hat.)

Die Klientin, die von außen zuschaut, berichtet nun, dass sie im Alter von zwei Jahren Giftstäbchen gegen Ungeziefer gegessen hatte. Die Geschichte wurde in der Familie immer wieder erzählt. Offensichtlich war es jedoch nicht so schlimm gewesen, dass man sie ins Krankenhaus hätte bringen müssen.

Frau N.: »Von dieser Geschichte bekomme ich Herzklopfen.«

Das, was diese Haltung verursacht hat, geht aus der Aufstellungsrunde: »Ich kann mich jetzt wieder setzen.«

Frau N.: »Die Erinnerung kommt jetzt. Ich bin ganz betroffen.«

Die Klarheit: »Ich bin auch betroffen.«

Frau N.: »Ich war immer entscheidungsunfähig, aus Angst, mich für das Falsche zu entscheiden.«

Die Zukunft: »Ich bin ganz unruhig.«

Das Vertrauen wird dazugestellt.

Frau N., das Vertrauen und *der Teil, der etwas ändern will* nehmen sich an den Händen. *Die Zukunft* wird ruhiger.

Die Entscheidung: »Die müssen jetzt zu mir kommen. Ich stehe an.«

Manchmal sind **Erinnerungen und Fakten,** die dem Klienten während der Aufstellung einfallen, wichtig.

Alte Kindheitstraumata können die Entscheidungsfähigkeit bis ins Erwachsenenalter beeinflussen.

Ist etwas **sehr lustig,** verbirgt sich oft etwas **sehr Trauriges** dahinter.

Ständig tritt mir jemand über meine Grenzen

Frau K. (56 J.) war stolze Besitzerin eines historischen Anwesens, das sie an mehrere Parteien vermietet hatte. In der Eingangsrunde beschwerte sie sich darüber, dass ihr ‚ständig jemand über die Grenzen trat'. Mit einer Aufstellung wollte Frau K. insbesondere die Ursache ergründen, warum sie ständig mit Grenzüberschreitungen ihrer Mieter zu kämpfen hatte.

Auffällig war, dass den Gruppenteilnehmern auffiel, dass Frau K. selbst etwas Probleme mit dem Achten von Grenzen anderer hatte.

Aufgestellt wurden

- Frau K.
- Die Mieter
- Die Handwerker

Aufstellungsverlauf

Im Verlauf der Aufstellung stellte sich heraus, dass die Grenzüberschreitungen *der Mieter* gegenüber *Frau K.* in der ursprünglichen Nutzung des Gebäudes begründet waren.
Das Anwesen von *Frau K.* gehörte in früheren Zeiten der Kirche, befand sich aber nun seit Generationen im Familienbesitz, wobei die jeweiligen Eigentümer immer sehr stolz auf ihren Besitz waren. Durch die Aufstellung zeigte sich außerdem, dass in dem historischen Gebäude früher eine Art ‚hoheitliche Rechtsprechung' stattgefunden haben musste.

In der Aufstellung bewegte sich *Frau K.* in einer sehr machtbetonten und selbstgerechten Haltung durch den Raum. Sie unterstrich dies mit dem selbstgefälligen Ausspruch: »Ich habe recht.«
Sehr schnell wurde klar, dass sich *Frau K.* nicht an ihrem eigenen Platz befand, sondern auf einem ‚angemaßten' Platz. Weder *die Mieter* noch *die Handwerker* wollten mit *Frau K.* viel zu tun haben. Sie fühlten sich von ihr regelrecht provoziert. Sobald sich *Frau K.* auf ihren ‚eigenen' Platz stellte, wurde sie beweglicher und lebendiger. *Die Mieter* gingen

246

sofort auf sie zu und fanden sie sympathisch. Jetzt war sogar ein freundschaftlicher Umgang zwischen der Vermieterin, *Frau K., den Mietern* und *den Handwerkern* möglich.

Einige Tage nach der Aufstellung berichtete Frau K, dass sich das Verhältnis zu ihren Mietern bereits verändert hatte. Sobald ähnliche Situationen in ihrem Leben auftraten, wurde ihr die Ursache bewusst und sie konnte besser damit umgehen.

Ortsresonanz: Bewohner treten unbewusst in Resonanz mit früheren Ereignissen eines Gebäudes. Dies kann sich über Verhaltensmuster bis hin zu Körpersymptomen zeigen. → Buchtipp: Orte erinnern sich. Häuser, Wohnungen und Plätze von Störungen befreien. Systemische Arbeit mit Energiefeldern. Kristine Alex

Zur **Wirkung von Aufstellungen:** Manche Themen lösen sich noch während der Aufstellungsarbeit auf und verschwinden völlig. Im Idealfall hat der Klient sogar vergessen, was sein Problem war. Es gilt: Die Lösung des Problems erkennt man am Verschwinden des Problems.
Es gibt auch Themen, bei denen es einige Zeit braucht, sie zu verinnerlichen; manchmal ist ein weiterer Blick auf das Thema erforderlich bis sich die endgültige Lösung einstellt.

Eigenes wird bei anderen wahrgenommen. Interessant ist, immer wieder zu sehen, wie der Klient das Problem beschreibt und wahrnimmt und wie es sich dann in der Aufstellung zeigt. Manchmal hat der Klient gerade selbst die Verhaltensweise, die er an anderen streng verurteilt.

Was kann ich machen, damit mein Haus in gute Hände kommt?

Frau B. (56 J.) hatte ein Schlösschen (1000 qm Wohnfläche), mit ca 4000 qm Grund an der Loire geerbt und lange bewohnt. Nun hatte sie sich kurzfristig entschlossen, ihren Wohnsitz ins Ausland zu verlegen. Sie wollte klären, was sie tun konnte, damit ihr Haus in gute Hände kommt und sie frei war, etwas Neues zu kaufen.

Der Bau wurde ca. um 1900 von einem Silbermanufakturfabrikanten für seine an Tuberkulose erkrankte, einzige Tochter errichtet. Die Gegend war für ein gutes Heilklima bekannt, entsprechend gab es auch viele Sanatorien in der Umgebung. Bis zu Beginn des 2. Weltkrieges war das Haus im Besitz eines Maharadschas.

Während des Krieges wurde das halbe Schloss dann durch die Explosion eines gegenüberliegenden deutschen Munitionslagers zerstört. Nach dem Krieg war das Schloss kurz im Besitz eines Architekten, der das Schloss schließlich an die Familie der jetzigen Besitzerin vererbte. Ab dieser Zeit wurde das Gebäude von einer Großfamilie bewohnt.

Frau B. selbst bewohnte das Haus zunächst alleine mit ihrem ersten Mann und ihren Kindern und später zusammen mit ihrem zweiten Mann, der ein erfolgreiches Seminarzentrum auf dem Grundstück betrieb. Das Schloss war also immer voll von Menschen und reger Betriebsamkeit gewesen. Nun stand es seit einigen Monaten leer und wartete auf neue Bewohner/Besitzer.

Aufgestellt wurden

- Frau B.
- Das Schloss

später

- Die Schweiz
- Das Gefühl ‚zuhause zu sein'

Aufstellungsverlauf

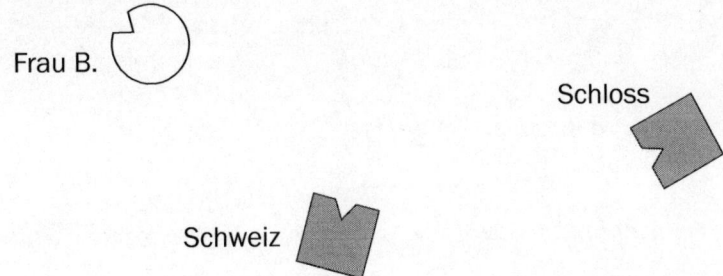

Schloss: »Ich möchte in die Vergangenheit zurück. Da habe ich mich wohler gefühlt. Vor 80 Jahren, da gab es noch Glanz und Gloria. Jetzt fühle ich mich zerschlagen wegen der neuen Bestimmung. Ich wäre lieber wieder eine Einheit. Bewohnt zu werden ist mir lieber, als ein Seminarbetrieb. Ich musste es über mich ergehen lassen. Ich bin dabei nicht glücklich gewesen. Mein Wunsch ist: Reines Wohnen einer großen Familie.«

Frau B.: »Ich höre kaum, ich gehe nur schweren Schrittes. Mit jedem Schritt habe ich das Gefühl, die Seele zurückzulassen. Ich habe keine Aussicht mehr und fühle mich wie unter Glas.«

Der neue Wohnort bzw. das Land in dem die Familie lebt, *die Schweiz* wird dazugestellt.

Schweiz: »Ich muss mit *dem Schloss* einig sein. Sie braucht uns beide. Es soll keine Konkurrenz-Situation sein.«

Schloss: »Ich bin wohlwollend gegenüber *der Schweiz*. Sie ist nicht wichtig.«

Schweiz: »Das ist gut zu hören.«

Frau B.: »Ich würde gerne *das Schloss* auf den Schultern mitnehmen.«

Schloss: »Ich will nicht mitgenommen werden. Ich spüre den Seelenanteil als Wehmut. Es gibt keinen Grund dafür.«

Frau B.: »Es geht um Heimat, ums Zuhause sein. Es verkörpert Heimatgefühl. Ich habe kein Zuhause. Ich hätte es gerne mitgenommen.«

Schloss: »Ich habe mich schon gut getrennt. Es ist gut, wenn sie was da lassen möchte.«

Frau B.: »Das will ich nicht. Ich habe kein Zuhause, keine Heimat mehr.«

Schweiz: »Schau doch, was du hast. Ich wäre gerne deine Heimat. Das nimmt dir keiner weg.«

Schloss: »Sie ist den Kinderschuhen entwachsen. Sie müsste in sich selber zuhause sein. Die Kindheit mit ihr möchte ich nicht missen.«

Schweiz: »Wenn Sie die Heimat bei sich hat, bin ich gerne da.«

Frau B.: »Ich höre es mir an – dass ich die Heimat mitnehmen kann, wäre ein riesiger Schritt.«

Schloss: »Jemand hat eine riesen Planke an mich genagelt.«

Frau B.: »Ich verwechsle etwas.«

Schloss: »Gott sei Dank merkt sie etwas.«

Frau B.: »Es geht um etwas anderes und zwar: Um das Gefühl, zuhause zu sein.«

Schloss: »Ich bin raus, ich kann gehen.«

Schweiz: »Ich kann auch gehen.«

Eine weitere Stellvertreterposition, *das Gefühl, zuhause zu sein*, wird dazu genommen, um *Frau B.* bewusst zu machen, worum es ‚eigentlich‘ geht. Sie reagiert auch sofort auf die Veränderung.

Frau B. wendet sich dem *Gefühl, zuhause zu sein* mit einem sehnsuchtsvollen Blick zu.

Das Gefühl, zuhause zu sein

Frau B.

Frau B.: »Es ist ganz gut. Es ist leicht. Es trägt und hält.«

Das Gefühl, zuhause zu sein

Frau B.

Frau B. atmet durch: »Es ist angenehm, mit *dem Gefühl, zuhause zu sein.* Ich bin erleichtert und habe das Gefühl, angekommen zu sein. Es tut total gut.«

Das Gefühl, zuhause zu sein legt *Frau B.* die Hände auf die Schulter.

Frau B. atmet mehrfach tief durch: »Jetzt spielt das Haus keine Rolle mehr. Das Ankommen tut gut. Ich möchte mich gar nicht gleich bewegen.«

Das Gefühl, zuhause zu sein: »Ich bin sehr groß. Es ist gut. Schön, dass *Frau B.* angekommen ist.«

Was ist zu tun?

In einer zweiten Aufstellung wurde geklärt, ob Frau B. etwas tun kann, um das Haus gut verkaufen zu können.

Aufgestellt wurden

- Frau B.
- Das, was zu tun ist, um das Schloss gut verkaufen zu können (Wächter des Hauses)

später

- Ein Käufer
- Wächter (steht für Trauer)
- Ein Herz
- Das Licht
- Bergkristall

Aufstellungsverlauf

Das, was zu tun ist: »Ich bin als Thema uralt, versteinert, bin eine Art Wächter. Ich sitze in der Ecke und bin sehr traurig, muffelig, stinkig, total allein. Ich bin ein Wesen. Ich bin der Wächter vom Platz. Ich vermisse seit längerem, dass *das Schloss* belebt ist. Es ist furchtbar leer. Ich habe keinen Draht zu *Frau B.* Schade, dass sie sich nicht bewegt.«

Frau B.: »Mich belastet alles. Es fällt mir schwer, hinzuschauen. Ich sehe es zum ersten Mal.«

Das, was zu tun ist (Wächter): »Ich bin im Selbstmitleid. Es fühlt sich alles wie tot an.«

An dieser Stelle wird *ein möglicher Käufer* mit ins Aufstellungsbild genommen, um zu testen, was einen potenziellen Käufer eventuell abhält.

Käufer: »Das Drumherum ist nicht verlockend.«

Das, was zu tun ist: »Das fröhliche Leben fehlt. Ich trauere dem nach, was war.«

Käufer: »Das Haus hat keine Seele. Mir fehlt die Seele. Für mich wirkt es wie ein Jammerlappen, der sich nur an die gute alte Zeit erinnert.«

Das, was zu tun ist: »Die Seele ist gerade nicht da. Es geht darum, eine Verwirrung hinter sich zu lassen. Ich weiß nicht, wie ich dran bin. Es hat mit dem Herz zu tun. Das viele Gerede macht es kaputt.«

Das, was zu tun ist tritt auf die Seite.

Ein Herz wird daneben gestellt, um der Qualität des Herzens ‚seinen Platz' zu geben.

Herz   Das, was zu tun ist (Wächter)

Käufer: »Jetzt wird es interessant. So ist das Objekt attraktiv für mich: Wohlwollend, mit Herz, heimatspendend, mit Wärme. *Der Wächter* ist o.k. – er darf nur die Seele nicht verdecken. Er gehört dazu.«

Der Wächter wird separat aufgestellt und es zeigt sich, dass *das, was zu tun ist* noch etwas anderes beinhaltet.

Das, was zu tun ist: »Ich bin viel Licht.«

Käufer: »Licht ist mir sehr wichtig.«

Daraufhin wird noch ein weiterer Stellvertreter aufgenommen, *das Licht*.

Das Licht: »Man muss nicht das Objekt ändern. Es geht darum, Licht auf anderem, energetischem Weg hineinzubringen. *Der Wächter* steht für Trauer. Er braucht Licht.«

Frau B. bringt symbolisch *einen Bergkristall.*

Das Licht: »Es geht darum, dass hier wieder viele Kinder lachen. Eine Großfamilie z. B. wäre super.«

Im Anschluss an die Aufstellung überlegte Frau B., ob sie vor dem Verkauf des Hauses nochmals ein großes Abschiedsfest mit Freunden und Familie feiern sollte.

Loslassen, Abschied, Heimat

Um ein Haus neu zu vermieten oder zu verkaufen ist es wichtig, dass es die Besitzer freigeben und **loslassen.** Manchmal will Altes, Belastendes geklärt werden.

Häuser haben **eine klare Vorstellung davon, wer sie bewohnen soll.**

Sprachstörung

Frau P. (34 J.), die Mutter von Claudia, der viereinhalbjährigen Tochter, wollte für ihr Kind aufstellen. Claudia verstand offenbar alles, was in ihrer Umgebung gesprochen wurde. Das Kind selbst wollte aber nicht sprechen.

Aufstellungsergebnis

Es zeigte sich, dass *Claudia* eine starke Verbindung zur Großmutter hatte, die durch einen Schock die Sprache verloren hatte.

Frau P. erläuterte, dass ihre Mutter, also die Großmutter von Claudia, während des Kriegs ein Kind verloren hatte. Auf der Flucht war ihr Kind an Hunger und Schwäche gestorben.

Claudia hatte offenbar die Sprachlosigkeit der Großmutter wegen des schlimmen Erlebnisses stellvertretend übernommen. Sie anerkannte das schwere Schicksal und konnte es in der Aufstellung bei der Großmutter lassen.

Einige Monate nach der Aufstellung gab Frau P. die Rückmeldung, dass das Kind in der Zeit nach der Aufstellung langsam zu sprechen begonnen hatte.

Traumata können von Generation zu Generation weitergegeben werden – bis die Themen gelöst werden.

GEFÜHLE: Schule

Wo geht es für meine Tochter lang?

Frau R. machte sich große Sorgen um ihre 16-jährige Tochter Angelika, die immer wieder große Probleme in der Schule hatte. Die Mutter (Frau R.) fühlte sich dadurch sehr im Stress. Im Moment wiederholte Angelika gerade die letzte Klasse Hauptschule und es ging der Mutter vor allem darum, dass ihre Tochter den Schulabschluss schaffen sollte. Nach einiger Zeit willigte Frau R. ein, dass in der Aufstellung im ersten Schritt für die Tochter und ihren Weg gearbeitet werden sollte.

Aufgestellt wurden

- Claudia
- Der Weg der Tochter

später

- Die Mutter (Frau R.)

Aufstellungsverlauf

Die Aufstellung zeigte im ersten Bild, dass *Angelika* zuerst *ihren Weg* nicht sehen konnte. Ihr stand etwas im Weg. Es entpuppte sich als *die Mutter*. Sie versperrte *ihrer Tochter* sozusagen *den Weg in die Zukunft*. Nachdem *die Mutter* erkannte, dass sie *ihrer Tochter* damit schadete, wenn sie sich vor sie stellte, nahm sie den für sie passenden Platz hinter *Angelika* ein.

Angelika schluchzte erleichtert, unter Tränen: »Endlich sehe ich *meinen Weg*. Ich brauche ihn unbedingt. Vorher hatte ich keine Orientierung und habe mich verloren gefühlt. Es ist wichtig, dass ich ein Ziel habe und weiß, warum ich lebe. Es ist auch gut, dass *meine Mama* hinter mir steht. Ich brauche mein Nest noch sehr.«

Mutter: »Es ist ungewohnt. Aber es beruhigt mich, dass du ein Ziel hast. Ich muss mich jetzt dran gewöhnen, dass du, *meine Tochter,* schon ganz schön groß geworden bist. Ein bisschen Zeit brauche ich, aber ich sehe, dass ich dich so nicht verliere und du jetzt d*einen Weg* gehen kannst. Das freut mich sehr.«

Der Weg: »Für mich ist es gut.«

Die Mutter sagt zur *Tochter:* »Ich stelle mich jetzt nicht mehr schützend vor dich, sondern stärkend hinter dich.«

Tochter: »Ich will, dass du mich begleitest, aber nicht vor mich trittst.«

Mutter über sich: »Ich bin jetzt so richtig ruhig.«

Zur *Tochter:* »Ich kann dich machen lassen. Ich spüre, du machst dein Ding. Es ist weniger anstrengend und ich habe das Gefühl, alles wird gut.«

Schulstress

Die 16-jährige Eva empfand die Schule als sehr stressig. Eva musste schon einmal eine Klasse wiederholen. Und jetzt, in ihrem letzten Schuljahr, stand wieder auf der Kippe, ob sie den Abschluss schaffen würde. Den Grund für ihre Schulschwierigkeiten sah das Mädchen darin, dass sie sich oft nach kurzer Zeit beim Lernen nicht mehr konzentrieren konnte. Gleichzeitig steigerte sie sich – wie sie selbst beschrieb – in einen starken Stresszustand hinein.

Mit Hilfe einer Aufstellung wollte das Mädchen wissen, was sie so sehr in Stress versetzte.

Aufgestellt wurden

- Eva
- Die Schule

später

- Wichtige, eigene Fähigkeit von Eva

Aufstellungsverlauf

Die Schule bemängelte im ersten Bild die fehlende Ernsthaftigkeit der Schülerin *Eva*. Sie schwänzelte wie eine zehnjährige um die Schule herum.

Der weitere Aufstellungsverlauf zeigte, dass *Eva* vor *einer wichtigen, eigenen Fähigkeit* große Angst hatte. Sie traute sich nicht, sie anzunehmen und versteckte sich sogar vor ihr.

Eva: »Ich darf das Gute nicht mehr nehmen, weil ich Böses getan habe.«

Es zeigte sich, dass sie in Resonanz zu einem alten, eher in eine frühere Zeit gehörenden Ereignis stand. Diese unguten Geschehnisse hatten sie – in einem früheren Leben oder einer Vorfahrin von ihr – vermutlich, das Leben gekostet. Sie fühlte sich immer noch dafür verantwortlich. Ihre Art ‚Buße zu tun', war bisher gewesen, es sich ‚schlecht gehen' zu lassen.

Die Aufstellungsleiterin schlug *Eva* einen Lösungssatz vor, der sie unterstützen sollte, sich von der ‚alten' Geschichte abzugrenzen.

Eva empfand ihn gleich als stimmig und formulierte ihn folgendermaßen: »Es tut mir leid, was passiert war, es gehört nicht in mein Leben. Ich lasse das Alte jetzt da, wo es hingehört.«

Eva bemerkte sofort eine Veränderung in ihren Gefühlen und konnte sich nun auch anders verhalten. Sie konnte *ihre Fähigkeiten* jetzt ansehen und annehmen. Diese durften sich jetzt sogar hinter sie stellen. Dadurch fühlte sie sich auch sofort gestärkt. Nun konnte sie auch *die Schule* klar und mit dem Blick einer 16-jährigen ansehen.

Die Schule meinte zufrieden: »Nun sehe ich den notwendigen Ernst, um mich zu bewältigen.«

Eva: »Jetzt fühle ich mich besser, ernster und freier.«

Manchmal ist es an der Zeit, **Glaubenssätze und Überzeugungen** loszulassen. Paradigmen können sehr alt sein, sogar einen karmischen Ursprung haben.

GEFÜHLE: Arbeit

Der erhöhte Krankenstand in der Firma

Herr A. (48 J.), ein Geschäftsführer, wollte klären, warum der Krankenstand in seiner Firma so hoch ist. Er hegte den Verdacht, dass die Gebäudeenergie des ca. 90 Jahre alten Geschäftsgebäudes Ursache war. Mehrere baubiologische Untersuchungen waren bereits durchgeführt worden, hatten aber bisher kein Ergebnis gebracht.

Aufgestellt wurden

- Die Mitarbeiter
- Das, was zu klären ist

später

- Die Arbeit

Aufstellungsverlauf

Erstes Bild

Mitarbeiter  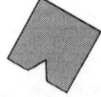 Das, was zu klären ist

Mitarbeiter: »Ich habe Kopfweh, mich schmerzt der Nacken. Ich verliere an Kraft. Ich muss *das, was zu klären ist* beobachten und im Auge behalten. Es ist nicht angenehm.«

Das, was zu klären ist: »Ich bin ein großes Potenzial. Die Mitarbeiter müssen sich mir nur zuwenden. Wegschauen macht es schlimmer.«

Mitarbeiter: »Ich weiß, habe aber keine Motivation dazu, mehr will ich nicht haben. Sobald ich darüber spreche, wird es besser.«

Die Mitarbeiter drehen sich um und schauen zu *dem, was zu klären ist.*

Mitarbeiter 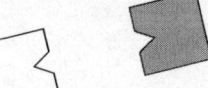 Das, was zu klären ist

Das, was zu klären ist: »Ich stehe nicht am richtigen Platz. Der Fluss ist unterbrochen; grundsätzlich könnte ich fließen. Ich brauche mehr Raum, wie ein Wasserlauf, der wieder in den Fluss kommen will und verlegt wurde.«

Mitarbeiter: »Mein Kopfweh ist weg. Es ist entlastend, hinzuschauen.«

Im weiteren Verlauf zeigt sich, dass der Fluss durch frühere Geschehnisse im Gebäude (durch Opfer, Enteignung, jüdische Mitmenschen, Mord etc.) blockiert ist. Die Symptome der Mitarbeiter hängen mit dem Schmerzempfinden der Opfer zusammen.

Das, was zu klären ist: »Ich wünsche mir, dass *die Mitarbeiter* Geld zum fließen bringen.«

Mitarbeiter: »Eine Zeitlang habe ich mitgelitten. Ich dachte, ich habe kein Recht, Energie zu haben, dachte, dann leide ich auch. Jetzt ziehe ich mich zurück und lasse eures bei euch. Ich achte euch und eures. Zur Achtung gehört auch, dass man es aushalten kann.«

Die Arbeit taucht auf.

Mitarbeiter 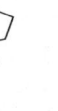 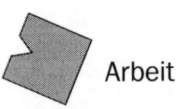 Arbeit

Mitarbeiter: »Das Spiel war mir sehr vertraut. Ich brauche Zeit. Ich gehe jetzt lieber in die Arbeit.«

Arbeit: »Ich spüre Aufbruchstimmung.«

Ereignisse zurückliegender Zeiten können sich in **Geschäftsgebäuden** auf Erfolg und Gesundheit späterer Nutzer des Gebäudes auswirken. Sie treten sozusagen in **Resonanz mit unerlöstem Geschehen.** Oft will Schicksal gewürdigt und gesehen werden.

Umgekehrt kann man natürlich auch mit positiven Ereignissen in Resonanz treten.

Warum gibt es so viele Befindlichkeitsstörungen im Arbeitsraum?

In einem 100 Jahre alten Firmengebäude, das komplett entkernt und neu gestaltet wurde, gab es einen sehr schönen historischen Raum. Dessen Nutzung bereitete aber erhebliche Probleme. Manche Mitarbeiter konnten sich nur kurz darin aufhalten. Wenn sie längere Zeit in diesem Raum arbeiteten, bekamen sie z. T. sogar starke körperliche Befindlichkeitsstörungen.

Aufgestellt wurden

- Der Raum
- Die Mitarbeiter

Aufstellungsergebnis

Der Raum: »Ich will repräsentieren.«

Die Mitarbeiter: »Ich bin hier nicht angekommen, habe keine Bindung.« *Der Raum* deutet auf *den Mitarbeiter*: »Er hat keine Chance. Ich will nicht, dass da jemand stundenlang etwas tut. Ich bin hell und freundlich, ich will, dass da etwas leichtes passiert, etwas spielerisches wie Kinderturnen, Ballett. Ich nehme die anderen Räume nicht wahr. Ich könnte ein Platz sein, an dem Ideen geschmiedet werden, Kreativität zum Ausdruck kommt. Ich könnte für die Mitarbeiter als eine Art ‚think tank', eine Ideenschmiede zur Verfügung stehen. Etwas Produktives kann hier passieren. Eine Beweglichkeit und Helligkeit im Kopf ist hier möglich. Es kann ruhig mal wie im Bienenstock zugehen. Ich will die Verbindung zu anderen Räumen, vielleicht mit einer Schwingtür.«

Räume, Häuser und Plätze haben ihre eigenen Wünsche, was auf und in ihnen passieren soll. Berücksichtigt man die Nutzungswünsche, gestaltet sich das Leben beruflich und auch privat an diesem Ort einfacher.

Ungutes Gefühl gegenüber einer Arbeitskollegin

Die Problembeschreibung von Frau L. (39 J.) zur momentanen Arbeitssituation war: »Ich habe zur Zeit immer einen Knödel im Hals, wenn ich mit meiner Arbeitskollegin, einer Cousine von mir, zusammen bin. Wir arbeiten beide in einem sehr erfolgreichen Familienbetrieb. Es überkommen mich regelrecht ‚grausige' Gefühle. Ich kann auch nicht mit ihr reden. Es findet sich keine Kommunikationsebene.«

Zusätzlich beschäftigte sie gerade auch intensiv die Frage, ob sie ihrem Leben noch eine andere Zielrichtung geben sollte. »Das kann ja nicht alles gewesen sein«, war ihre Meinung dazu.

Aufgestellt wurden

- Frau L.
- Das, was zu lösen ist, bzgl. des ‚Stress verursachenden' Themas, damit es ihr wieder gut geht

263

Aufstellung

Frau L. läuft unruhig herum.

Das, was zu lösen ist: »Es geht um etwas Uraltes.« Es deutete auf *Frau L.* »Es hat mit ihr zu tun. Ich schaue auf etwas herunter, eigentlich bin ich schon gestorben. Mein Körper ist wie abgestorben oder eingefroren. Nur meine Augen sind beweglich und schauen herum. Es ist kein böser Blick. Ich habe mit ihr, *Frau L.*, zu tun. Vielleicht mache ich auf etwas aufmerksam. Jetzt habe ich ein gruseliges Gefühl. Ich will ihr etwas mitteilen. Wenn sie es verstanden hat, dann kann ich gehen.«

Frau L. steht jetzt ruhiger da: »Mir dröhnt der Kopf. Ich spüre eine extreme Entspannung. Der Schwindel und das Dröhnen im Kopf werden besser, wenn sie von der Aufgabe spricht.«

Das, was zu lösen ist deutete auf *Frau L.*: »Es ist etwas, was mit *Frau L.* verbunden ist. Sie hat etwas Ungutes übernommen. Das ist nicht gut für sie. Sie hat auch die Steifheit und Starrheit übernommen.«

Frau L.: »Ich spüre Schmerzen im Kopf. Etwas Schweres bedrückt mich.«

Das, was zu lösen ist: »Ich habe etwas mit einem alten Frauenmuster zu tun, einem traditionellen Frauenbild wie: Frauen kümmern sich nur um Kinder, Küche, Kirche ...«
Deutet auf *Frau L.*: »Sie soll es nicht leben. Es ist wichtig, dass sie ihre Angst vor Selbstverwirklichung ablegt. An mir soll sie nicht hängen. Das ‚traditionelle' Frauenbild muss weg. Wenn Sie dies merkt, kann ich weg.«

Frau L.: »Meine Augen brennen. Ich weiß nicht, ob ich mich damit auseinandersetzten will. Das Thema kommt für mich überraschend und unerwartet. Es war mir nicht als Problem bewusst.«

Das, was zu lösen ist: »Ich war unglücklich. Ich will es ihr ersparen, dass sie unglücklich wird. Ich hatte Fähigkeiten, die sie auch besitzt. Wenn sie diese nicht lebt, finde ich es schade.«

Frau L. bekommt feuchte Finger: »Ich fühle ein Eisengitter um mich herum.«

Das, was zu lösen ist: »Es tut mir leid, dass *Frau L.* ihre Fähigkeiten nicht lebt. Mir geht es darum, ihr zu verdeutlichen, was sie mit sich macht. Ich spreche als Vorfahrin. Sie weiß es jetzt und kann sich entscheiden.«

Frau L.: »Ich hätte Lust, alles was mich einengt, wegzusprengen.« Sie löst symbolisch die Fesseln um sich herum. »Jetzt geht es besser. Ich kann mich bewegen und durchatmen. Mein Kopf ist freier.«

Das, was zu lösen ist hat ein seliges Lächeln im Gesicht: »Ich bin sowohl die Ahnin, als auch etwas Lebendiges. Ich möchte dir noch etwas geben: Ideenreichtum, Mut, Lebendigkeit und Licht. Ich wünsche dir, dass du damit das Leben neu anpackst. Es ist sozusagen mein Erbe, deine Eigenschaften zum Leuchten zu bringen.«

Frau L.: »Das selige Lächeln ist angekommen.«

Das, was zu lösen ist übergibt das Erbe symbolisch.

Frau L.: »Es ist angekommen. Jetzt habe ich die Fesseln gesprengt und kann durchatmen und eigene Entscheidungen treffen.«

Das, was zu lösen ist: »Jetzt kann ich die Augen zumachen und gehen.«

Frau L. atmet tief durch: »Jetzt ist es gut.«

Manchmal bekommt man **besondere Fähigkeiten** von Vorfahren übertragen. Diese wollen in der neuen Zeit unbedingt gelebt werden.
Manchmal werden **Glaubensmuster** von Vorfahren übernommen. Sie prägen die Lebensgestaltung.

SCHLUSSWORT

Als Leser haben Sie soeben ein ganzes Buch darüber gelesen, wie Körpersymptome auf verschiedene Lebensthemen aufmerksam machen können. Sicher wirkt der Eindruck der teilweise sehr berührenden und unterschiedlichen Lösungsprozesse bei Ihnen noch nach.

Vielleicht haben Sie sich zunächst die Fälle herausgepickt, die für Sie im Moment von besonderem Interesse sind und halten ein wenig inne und spüren nach, was für Sie persönlich auf Ihrem Lebensweg gerade ansteht. Es ist auch möglich, dass Sie durch Zufall auf ein Thema gestoßen sind, von dem Sie vorher noch gar nicht ‚wussten‘, dass es für Sie persönlich relevant ist und Wichtiges enthält. Oder: Sie blättern das Buch ‚gerade mal‘ so durch und erspüren intuitiv, ob und was das Buch für Sie an wichtigen Informationen enthält.

Kurz zu meiner Person: Seit nunmehr über 14 Jahren arbeite ich sehr intensiv mit Systemaufstellungen und habe mich immer sehr gerne mit neuen Themen auseinandergesetzt. Zunächst interessierte mich besonders die Anwendung der Methode im Zusammenhang mit beruflichen Fragen. Aus den Erfahrungen, die ich hier sammeln konnte, entstand mein Buch ‚Die Ordnungen des Erfolgs. Eine Einführung in die Organisationsaufstellung‘, danach widmete ich mich mehr dem Erinnerungsfeld von Ortsenergien. Daraus entstand das Buch ‚Orte erinnern sich‘.

In den vergangenen drei bis vier Jahren begleitete ich besonders viele Klienten, die mit den unterschiedlichsten Körpersymptomen in meine Seminare kamen. Mit Hilfe der Aufstellungsarbeit offenbarten sich die verschiedensten Themen und inneren Konflikte, die sich hinter den Symptomen verbergen.

Nach meinen Beobachtungen in den letzten Jahren wird immer mehr Menschen bewusst, dass es durchaus in der ‚eigenen Macht steht‘, etwas für sich zu tun und zu klären.

Oft bestehen noch Zweifel, Ängste und Unsicherheiten bezüglich der Wirksamkeit von Bewusstseinsarbeit und es mangelt noch an Vertrauen, dass eine Bewusstseinsveränderung auch Materie, bzw. die Körperstruktur verändern kann. Typische Abwehrreaktionen sind dann z. B.: »Kann es so einfach und schnell gehen, nachdem ich jahrelang gelitten habe?« »Ist das alles?«

Die Bereitschaft, wirklich etwas zu ändern, erfordert Mut – den Mut sich auf Unbekanntes einzulassen, nachdem sich viele Verhaltensweisen über viele Jahre hinweg ,eingeschliffen' haben und dadurch ,vertraute Begleiter' geworden sind. Auch ich selbst war und bin immer wieder überrascht und fasziniert über die Zusammenhänge, die sich zeigen und sozusagen ,ans Licht' kommen.

Manchmal sind die Hintergründe für Beschwerden und Irritationen sehr einfach zu durchschauen und entsprechend auch schnell zu lösen. Teils sind die Ursachen aber auch sehr komplex und nur mit viel Geduld zu lösen und zu entwirren. Manchmal ist es notwendig, einen Blick ins Familiensystem zu werfen oder aber alte karmische Geschichten oder verdrängte Traumata ,wollen' gesehen und gelöst werden. Manchmal geht es auch ,nur' um einen selbst kreierten oder übernommenen Glaubenssatz, nach dem gelebt wird.

Verschiedentlich bringen die Stellvertreter der Klienten die Themen sehr schön mittels altbekannter Volksweisheiten auf den Punkt: Z. B. »Die Äpfel in Nachbars Garten scheinen immer röter« oder »Steck' deine Nase nicht in anderer Leute Sachen«, »Man ist seines eigenen Glückes Schmied« usw. Die Quintessenz der Themen lässt sich damit oft durch wenige Worte knapp und treffend ausdrücken.

Ein besonders Augenmerk haben bei mir im Moment die Themen des aktuellen Zeitgeistes. Zum Beispiel ist immer wieder zu beobachten, wie es ,krank' machen kann, wenn die eigenen Fähigkeiten nicht gelebt werden und die Lebensaufgaben nicht endlich verwirklicht werden. Oder, wie unglücklich und krank jemand wird, wenn er auf dem falschen Platz steht oder sich nicht traut, seinen eigenen Weg zu gehen.

Besonders am Herzen liegt mir, Eltern zu vermitteln, dass es ansteht, Verantwortung für die eigenen Themen zu übernehmen, insbesondere für jene, die aus falsch verstandener Liebe von den eigenen Kindern übernommen werden. Die Kinder sind dann die ,Symptomträger' und werden manchmal dadurch sehr krank.

Interessant ist für mich, zu beobachten, wie sich die Aufstellungsarbeit ‚an sich‘ in den vergangenen Jahren verändert hat.

Die Arbeit geht immer schneller voran, Lösungen zeigen sich vielfach blitzschnell. Sehr oft reicht es aus, wenn die Entscheidung, ‚Altes loszulassen‘ aus ganzem Herzen getroffen wird, zum Beispiel in der Form: »Ich lasse es jetzt und entscheide mich für meinen Weg.« Es ist nicht mehr unbedingt notwendig ‚in alte Dramen ein- zutauchen‘ und uralte Geschichten lange ‚aufzuarbeiten‘. Manchmal zuckt natür- lich der Verstand und will verstehen, aber es gilt: »Ich muss den Hausstaub nicht analysieren, um das Haus zu reinigen.«

Ich hoffe, dass mein Buch sie bereichert, inspiriert und Mut macht, eigene Verän- derungsprozesse einzugehen.

Ein gesundes und erfülltes Leben wünscht Ihnen

Ihre

Kristine Alex

ÜBER DIE AUTORIN

Kristine Alex, (geb. 1963) **Diplom Oecotrophologin**, verheiratet, Mutter eines Sohnes hat das Studium der Ernährungswissenschaft mit den Schwerpunkten Welternährungswirtschaft sowie Beratung und Kommunikation an der Universität Bonn absolviert.

Mehrere Jahre war sie in der **Gesundheitsforschung** aktiv und hat viele epidemiologische Studien geleitet. Zuletzt war sie für den Aufbau einer internationalen Krebsdatenbank in Frankreich, Italien und Deutschland verantwortlich.

Umfangreiche Berufs- und Lebenserfahrung hat sie bei vielfältigen internationalen Einsätzen im **Krisen- und Projektmanagement** in u. a. Afrika (Mauretanien, Kenia, Uganda, Tansania, Kongo), Europa (Italien, Frankreich), Nahost (Israel), Asien (Thailand) und in der Karibik (Haiti, Guatemala) gesammelt. Ein Jahr war sie dabei im Flüchtlingslagermanagement und Food Bufferstock Monitoring der Ruandaflüchtlinge für das Internationale Rote (IFRC) Kreuz in Ostafrika und Zaire/ Kongo tätig.

Arbeitgeber waren hier u. a. das Bundesministerium für wirtschaftliche Zusammenarbeit (BMZ), die Gesellschaft für wirtschaftliche Zusammenarbeit (GTZ), die Welthungerhilfe WHH, die Weltgesundheitsorganisation WHO, die Internationale ‚Federation of Red Cross Societies‘ (IFRC) sowie Asa- und IAESTE- Stipendien.

1992 hat sie die **Aufstellungsarbeit** in München kennengelernt und als Weg entdeckt, ihre eigentlichen Fähigkeiten zu verwirklichen. Besonders begeistert hat sie der systemische, mehrdimensionale Blick, nachdem sie eine monokausale Betrachtungsweise der Dinge sowohl der Naturwissenschaften als auch im Projektmanagement als sehr begrenzend erlebt hat.

Für ihre Arbeit machte sie nach umfangreicher systemischer Fortbildung die Prüfung zum Heilpraktiker für Psychotherapie (HP). Seit 1997 arbeitet sie in **München & Chiemgau** in eigener Praxis und bildet in ihrem Institut *Systeme in Aktion* Aufstellungsinteressenten aus. Ab Herbst 2010 finden die Seminare im Chiemgau im neu gebauten **Seminarhaus** in Gollenshausen am Chiemsee statt.

Gerne publiziert sie neue Erkenntnisse und ist **Autorin** mehrerer **Fachbücher**:

Organisationsaufstellungen (Lehrbuch): *Die Ordnungen des Erfolgs. Eine Einführung in die Organisationsaufstellung* (Verlagshaus Alex, 1. Auflg. 2015)

Orts- und Hausenergien: *Orte erinnern sich. Orte, Häuser und Plätze von Störungen befreien. Systemische Arbeit mit Energiefeldern* (Kösel Verlag, 2008)

Verlagshaus Alex, 2010 gegründet für eigene Veröffentlichungen.

Kristine Alex
Institut & Praxis für Systemaufstellungen
München & Chiemgau
Am Seefeld 5
83257 Gstadt
www.systeme-in-aktion.de
www.SeminarhausAlex.de

PUBLIKATIONEN

Bücher der Autorin

Kristine Erb (Info: jetzt Alex)
Die Ordnungen des Erfolgs. Eine Einführung in die Organisationsaufstellung
Verlagshaus Alex, 1. Auflg., 2015, 208 S. (Auch als Ebook verfügbar)

Kristine Alex
Orte erinnern sich
Häuser, Wohnungen, Plätze von Störungen befreien. Systemische Arbeit mit Energiefeldern
Kösel Verlag 2008, 144 S. (Auch als Ebook verfügbar)

Epigenetik

Dawson Church
Die neue Medizin des Bewusstseins. Wie sie Gedanken und Gene positiv beeinflussen können
VAK Verlags GmbH Kirchzarten, 2008

Bruce H. Lipton, Ph.D
Wie Erfahrungen unsere Gene steuern
Koha-Verlag GmbH, 7. Auflg., 2009

Gregg Braden
Im Einklang mit der göttlichen Matrix: Wie wir mit Allem verbunden sind
Koha Verlag, 2007

Film

Eric Kandell, Nobelpreisträger
Dem Gedächtnis auf der Spur, Kinofim 2009

Fernsehsendung im ARD zu Epigenetik: DasErste.de – W wie Wissen – Epigenetik
Der Code hinter dem Code (25.01.2009)

Videos

Wo stehe ich, wo will ich hin, Kristine Alex
Livemitschnitt eines Workshops auf der Coching Convention 2009 in Köln, 280 Min.

Orte erinnern sich. Kristine Alex
Einführung ins Thema und Beispiele. Livemitschnitt des Workshops auf der NLP Tagung in Nürnberg, 2009, 79 Min.

Mein Körper erinnert sich. Kristine Alex
Methode und Aufstellungsbeispiele, Kristine Alex. Geplant für 2012.

Die Videos sind zu beziehen unter www.systeme-in-aktion.de

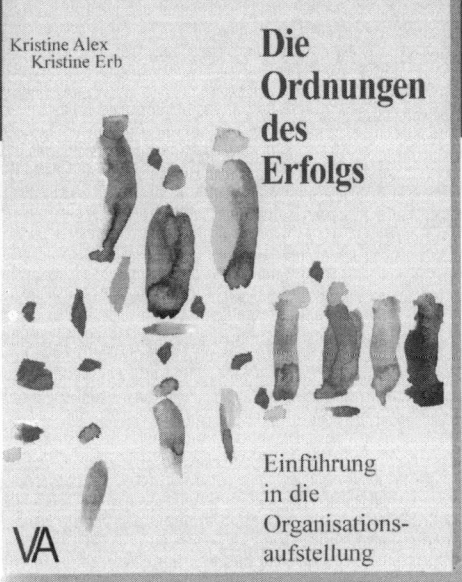

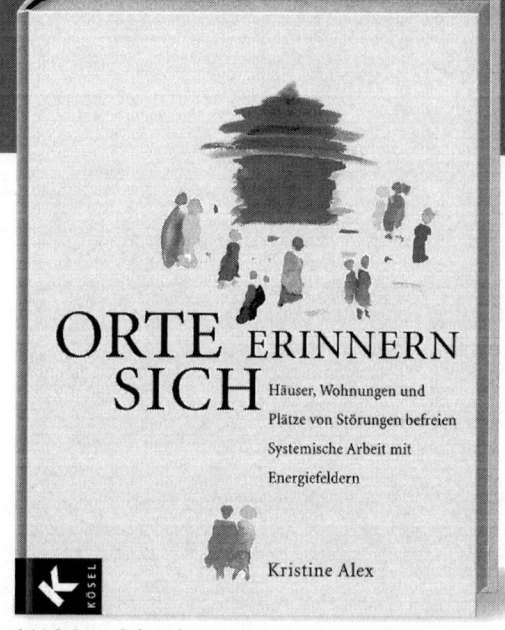
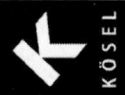